Marie Feldman
Diabetes

Marie Feldman

Diabetes

Vorbeugen, behandeln, abwenden

Aus dem Englischen von Hubert Mania

Anaconda

Titel der amerikanischen Originalausgabe: *Healthy Habits for Managing & Reversing Prediabetes. 100 Simple, Effective Ways to Prevent and Undo Prediabetes.*
Avon, Massachusetts: Adams Media.

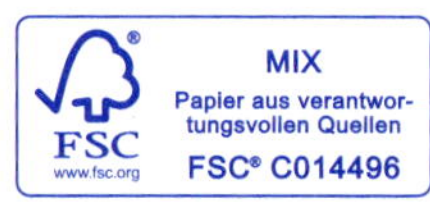

Verlagsgruppe Random House FSC® N001967

Die Deutsche Nationalbibliothek verzeichnet diese Publikation in der Deutschen Nationalbibliografie; detaillierte bibliografische Daten sind im Internet unter http://dnb.d-nb.de abrufbar.

Umschlagmotive: Adobe Stock (Hauptmotiv, unten Mitte, unten rechts), shutterstock (unten links, Silhouette)
Umschlaggestaltung: Druckfrei. Dagmar Herrmann, Bad Honnef
Satz und Layout: Achim Münster, Overath
Druck und Bindung: GGP Media GmbH, Pößneck
Printed and bound in Germany
ISBN 978-3-7306-0824-1
www.randomhouse.de

DANK

Mein aufrichtiger Dank gilt dem Verlag Adams Media, der mir die Möglichkeit gab, an diesem Projekt zu arbeiten, bei dem es um ein derart wichtiges Thema geht. Beruflich freue ich mich, mit David Weingard zusammenarbeiten zu können, der für mich, das Personal und die Kunden, mit denen wir bei Fit4D arbeiten, eine Quelle der Inspiration ist. Wir sind stolz darauf, im Leben der Menschen, die an Prädiabetes und Diabetes leiden, etwas zu bewirken. Ebenfalls danken möchte ich Dr. David Kayne, einem wunderbaren Mentor, der mich in unserer gemeinsamen Krankenpflege und klinischen Forschung gelehrt hat, wie man erfolgreich Prädiabetes und Diabetes diagnostiziert und behandelt. Mit großer Dankbarkeit möchte ich meine gute Freundin und Mitarbeiterin Cheryl Forberg erwähnen, die kollegiale Ernährungswissenschaftlerin und erfahrene Chefköchin und Autorin. Sie war während des ganzen Projekts sehr hilfsbereit und auskunftsfreudig.

Vielen Dank auch an meinen Ehemann Ken – du bist mein bester Freund, und ich weiß unsere Beziehung, die tägliche gegenseitige Motivierung und Anerkennung zu schätzen. Außerdem möchte ich meinen Eltern meine tief empfundene Dankbarkeit zum Ausdruck bringen. Sie haben mir zeit meines Lebens unzählige Male ihre bedingungslose Liebe und ihre Unterstützung gewährt. Mit Liebe denke ich an meine Tochter Gabrielle, die mich täglich dazu ansporn, fleißig zu arbeiten, um unserer Familie ein ausgeglichenes, aktives, gesundes und glückliches Leben zu ermöglichen. Obendrein habe ich seit der Gründung meines Blogs NourishYouDelicious.Blogspot.com vor neun Jahren meine erweiterte Familie und Freunde schätzen gelernt, mitsamt allen Lesern und Unterstützern.

Nicht zuletzt danke ich Ihnen, meiner Leserin und meinem Leser, für den Kauf dieses Buches und dafür, dass Sie die Gelegenheit nutzen, einen riesengroßen ersten Schritt zu tun, um Ihren Prädiabetes zu verhindern oder in den Griff zu bekommen und Ihre allgemeine Gesundheit zu verbessern. Ich hoffe von Herzen, dass Sie dieses Buch äußerst nützlich finden werden.

INHALT

EINLEITUNG

Wenn Sie dieses Buch lesen, haben aller Wahrscheinlichkeit nach Sie oder jemand, den Sie kennen, Probleme mit Prädiabetes. Und es gibt tatsächlich Gründe zur Besorgnis, denn einer von drei Erwachsenen in den U.S.A. – annähernd *84 Millionen* Menschen – leidet an Prädiabetes. Besonders besorgniserregend dabei ist, dass bis zu 90 Prozent von ihnen nicht einmal wissen, dass sie ihn haben![1]

Egal, ob Sie befürchten, dieses Leiden zu bekommen, oder ob Sie bereits eine Diagnose haben: Am besten ist es, gesundheitsfördernde Gewohnheiten zu entwickeln. In diesem Buch finden Sie einhundert Gewohnheiten, die Ihnen helfen, Ihren Prädiabetes in den Griff zu bekommen – und ihn sogar rückgängig zu machen. Aber selbst wenn Sie diese Krankheit nicht haben und lediglich Ihren bereits praktizierten gesunden Lebensstil aufrechterhalten wollen, können diese Gewohnheiten Sie dabei unterstützen.

Die empfohlenen Gewohnheiten in diesem Buch lassen sich mühelos in Ihren Alltag integrieren. Beispiele dafür sind:

- der Verzehr nicht stärkehaltiger Gemüsesorten
- der tägliche Spaziergang
- die Anwendung der Kraft tiefen Atmens

1 In Deutschland liegen noch keine Statistiken zu Prädiabetes vor; die prozentuale Verteilung wird aber ähnlich hoch geschätzt wie in den USA. vlg. z. B.: https://www.rbb-online.de/rbbpraxis/rbb_praxis_service/diabetes-stoffwechsel/chance-mehr-gesundheit-praediabetes-diabetes-verhindern.html

Sehen Sie, so einfach ist das! Wenn Sie diese einfachen Gewohnheiten annehmen, können Sie dazu beitragen, den Prädiabetes zu bezwingen.

Wenn Sie diese Gewohnheiten entwickeln, sind Sie auf dem besten Weg, diese Krankheit nicht nur in den Griff zu bekommen und sie möglicherweise sogar rückgängig zu machen. Sie nehmen darüber hinaus auch einen gesünderen Lebensstil an, mit dem Sie sich in jeder Hinsicht besser fühlen. Sie werden verstehen, wie bedeutsam die Entscheidungen sind, die Sie aufgrund Ihres neuen Lebenswandels treffen, und wie Sie diese Veränderungen pflegen können. Wenn Sie bereits Dinge tun, die Ihrer Gesundheit förderlich sind, werden Sie sehen, wie Sie diese beibehalten und in Routinetätigkeiten verwandeln.

Also lassen Sie uns beginnen und betrachten, wie Sie mit gesundheitsfördernden Gewohnheiten Prädiabetes unter Kontrolle bekommen und rückgängig machen.

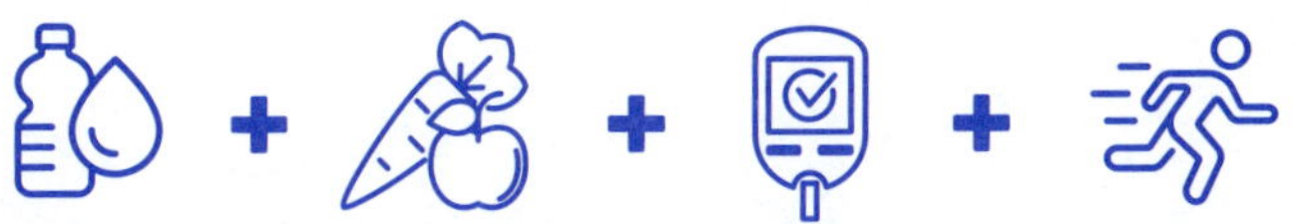

ERSTER TEIL

Gesundheit und Gewohnheiten: Übernehmen Sie die Kontrolle

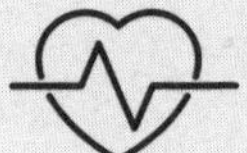 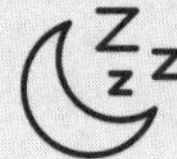 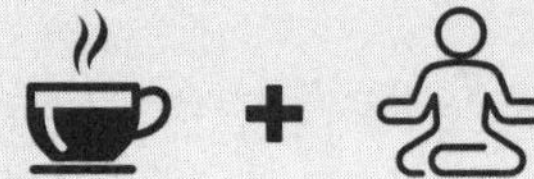

Kapitel 1

Prädiabetes: Was das ist und wie man ihn behandelt

BEGINNEN WIR DAMIT, zu verstehen, wie Prädiabetes Ihren Körper beeinflusst, wie er sich von Diabetes unterscheidet und wie er diagnostiziert wird. Sobald Sie das wissen, können Sie mit Ihrem Ärzteteam und mit anderen zusammenarbeiten. Mit einer Reihe gesundheitsfördernder Gewohnheiten können sie anfangen, das Leiden zu behandeln.

Die Bauchspeicheldrüse: Entscheidender Akteur im Hormonsystem

Das Hormonsystem besteht aus Drüsen, die die Hormone absondern. Sie bewegen sich durch den Blutkreislauf fort, um den Stoffwechsel, das Wachstum, die sexuelle Entwicklung und die Fortpflanzung zu regulieren. Zu den Drüsen, aus denen das Hormonsystem besteht, gehören die Nebennieren, die Schilddrüse und die Nebenschilddrüse, der Hypothalamus, die Hypophyse, die Keimdrüsen (Hoden, Eierstöcke) und die Bauchspeicheldrüse. Wenn eine diese Drüsen zu große oder zu geringe Mengen eines Hormons ausschüttet, kann der ganze Körper aus dem Gleichgewicht geraten. Da Diabetes mellitus als eine Krankheit des Hormonsystems eingestuft wird, kann das Verständnis für die Funktionsweise der Bauchspeicheldrüse als Teil dieses Systems hilfreich sein. Denn so lässt sich veranschaulichen, wie Diabetes und Prädiabetes entstehen.

Die Bauchspeicheldrüse (auch Pankreas genannt) befindet sich im Oberbauch, in der Nähe des oberen Teils des Dünndarms. Sie ist lang und läuft konisch auf ein dickes unteres Ende (den Pankreaskopf) zu, der von der Abwärtskurve des Zwölffingerdarms – einem Teil des Dünndarms – umfangen wird. Das lange Ende (oder der Pankreasschwanz) der Bauchspeicheldrüse erweitert sich hinter dem Magen in Richtung Milz. Ein Hauptgang oder Kanal verbindet die Bauchspeicheldrüse mit dem Zwölffingerdarm.

Eine Geschichte zweier Funktionen

Die Bauchspeicheldrüse erfüllt zwei wichtige Funktionen im Körper, die von zwei unterschiedlichen, im Organ vorhandenen Zelltypen ausgeführt werden. Diese Zellen ermöglichen ihr, der doppelten Aufgabe als Verdauungsorgan und Regulatorin des Energiehaushalts und des Stoffwechsel nachzukommen. Die schwammige Bauchspeicheldrüse sitzt hinter dem Magen und sondert sowohl Verdauungsenzyme als auch Hormone ab. Schaut man sich die Physiologie der Bauchspeicheldrüse genauer an, muss man zwischen ihrem exokrinen Gewebe und den endokrinen Zellen und deren Funktionen unterscheiden.

Das exokrine Gewebe der Bauchspeicheldrüse ist eine Gruppe spezialisierter Zellen, die Verdauungsenzyme in ein Netzwerk von Gängen ausschütten, die an den Pankreasgang angeschlossen sind und im Zwölffingerdarm enden. Dort spielen die Enzyme eine wichtige Rolle bei der Verarbeitung von Kohlenhydraten, Proteinen und anderen Nährstoffen. Im Wesentlichen hat der exokrine Teil der Bauchspeicheldrüse vorrangig mit der Verdauung zu tun.

Langerhanssche Inseln: Woher stammt dieser Name?

Diese Inseln sind nach dem deutschen Arzt Dr. Paul Langerhans benannt, der sie 1868 erstmals in der medizinischen Literatur beschrieb. Eine normale menschliche Bauchspeicheldrüse kann bis zu eine Million Inseln enthalten, und dennoch machen sie lediglich 1 bis 2 Prozent der Gesamtmasse der Bauchspeicheldrüse aus.

Die andere Zellgruppe ist das endokrine Gewebe der Bauchspeicheldrüse. Im Grunde genommen muss man den endokrinen Teil der Bauchspeicheldrüse beachten, wenn es um Prädiabetes und Diabetes geht. Die endokrine Bauchspeicheldrüse ist eigentlich nur ein winziger anatomischer Bereich des Organs, der die entscheidenden Zellhaufen enthält, die als Langerhanssche Inseln bekannt sind. Diese Inseln bestehen aus unterschiedlichen Zelltypen, wobei jeder Zelltyp ein anderes Hormon produziert und ausschüttet. Zu den drei wichtigsten und am besten analysierten Zelltypen gehören:

- Alphazellen: Sie stellen Glucagon her und schütten es aus, ein Hormon, das den Glukosespiegel im Blut erhöht.
- Betazellen: Sie überwachen den Blutzuckerspiegel und produzieren als Reaktion das Glukose senkende Insulin.
- Deltazellen: Sie produzieren das Hormon Somatostatin, dem Forscher die Steuerung der Funktion von Alpha- und Betazellen zuschreiben.

Leber und Bauchspeicheldrüse: eine wichtige Verbindung

Die Leber liegt im Oberbauch über dem Magen und ist das Zentrum der Glukosespeicherung. Dieses wichtige Organ wandelt Glukose – den Brennstoff, den die Zellen des menschlichen Körpers zur Energieerzeugung brauchen – in Glykogen, ihre wichtigste Speicherform, um. Glykogen wird in den Muskeln und in der Leber selbst eingelagert, wo es später mithilfe der Hormone Epinephrin (ausgeschüttet von der Nebennierendrüse) und Glukagon (von den Alphazellen der Bauchspeicheldrüse) in Glukose für Energie umgewandelt werden kann. Zusammen bewahren Leber und Bauchspeicheldrüse ein empfindliches Gleichgewicht von Blutzucker und Insulin, die in ausreichendem Maß produziert werden, um sowohl die Zellen mit Brennstoff zu versorgen, als auch die Glykogenspeicherung aufrechtzuerhalten.

Insulin und Blutzucker

Während die Leber eine Quelle der Glukose ist, wird die meiste Glukose, die der Körper nutzt, aus Nahrungsmitteln produziert, hauptsächlich aus Kohlenhydraten. Zellen wandeln anschließend Blutzucker in Energie um. Das Hormon, das dies alles geschehen lässt, heißt Insulin. Wie bereits erwähnt, ist Insulin ein Hormon, das von den Betazellen in der Bauchspeicheldrüse produziert und ausgeschüttet wird, was entscheidend für die Regulierung des Blutzuckers ist. Wenn Sie etwas essen, das Kohlenhydrate enthält, werden diese im Blut zu Glukose aufgespalten. Kohlenhydrate werden häufig als »Carbs« bezeichnet und kommen in stärkehaltigen Lebensmitteln wie Brot, Reis, Nudeln, Süßigkeiten und manchen Früchten vor. Die Zunahme Ihres Blutzuckers signalisiert der Bauchspeicheldrüse, Insulin freizusetzen, und dieses Hormon erlaubt dem Zucker, sich vom Blut ins Zellgewebe zu begeben; das heißt zu den Muskeln, Fettzellen und zur Leber, wo er als Energie verwendet oder als Glykogen oder Fett gespeichert werden kann.

Um sich die Rolle des Insulins im Körper und im Diabetes vor Augen zu führen, stellen Sie sich einen Basketball vor, aus dem die Luft herausgelassen wurde. Der Ball braucht Luft (oder Glukose), um die nötige Energie zum Aufspringen zu haben. Um den Ball aufzupumpen, setzen Sie einen Nadeladapter auf das Ballventil, befestigen die Nadel an einer Ballpumpe und pumpen anschließend Luft in den Ball. Ähnliches geschieht, wenn eine Zelle Energie benötigt. Dann dockt Insulin an einen Insulinrezeptor oder an einen Cell Gateway (Zellenzugang) an, um die Zelle zu »öffnen« und um die Glukose zur Verarbeitung hineinzulassen. Sie können noch so viele Liter Druckluft in das Ballventil blasen, doch ohne einen Nadeladapter, der das Ventil öffnet, wird die Luft nicht eindringen. Dasselbe gilt für Ihre Zellen. Ohne das Insulin, das an den Rezeptoren andockt und die Zelle für die Glukose öffnet, kann die Glukose nicht hineingelangen. Stattdessen staut sie sich zu schädigenden Pegeln in der Blutbahn auf.

Was läuft falsch bei Prädiabetes und Diabetes?

Bei Menschen mit Prädiabetes und schließlich Typ-2-Diabetes hat der Nadeladapter (das Insulin) die falsche Größe für das Ventil (der Insulinrezeptor) oder das Ventil selbst ist zu klein oder fehlt. Dieses Phänomen, dass zwar reichlich Insulin vorhanden ist, der Körper es aber

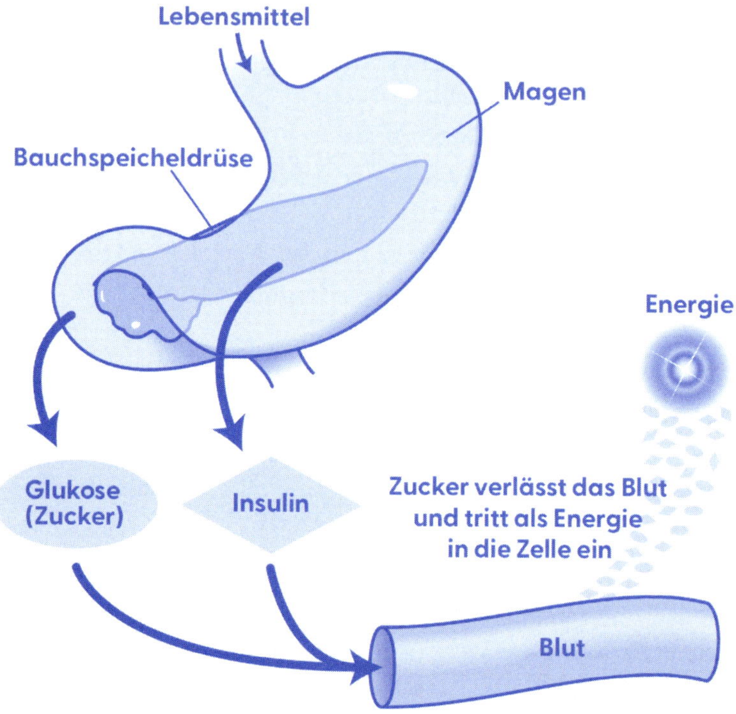

So funktioniert es: die Bauchspeicheldrüse, Glukose und Insulin. Normalerweise tritt Insulin in die Blutbahn ein, um die Glukosespiegel zu regulieren.

nicht richtig verwendet, ist als Insulinresistenz bekannt. Während die Betazellen als Kompensation für die zunehmende Unfähigkeit des Körpers, Glukose herzustellen, immer mehr Insulin zu produzieren versuchen, tritt ein weiteres Problem auf. Die pankreatischen Betazellen erleben einen »Burnout« und sterben ab. Insulininsuffizienz (auch bekannt als Insulinmangel) ist das Ergebnis. Die eigentliche Funktionsweise dieses Vorgangs und wie frühzeitig er in Typ 2 eintritt, ist noch nicht abschließend geklärt. Doch haben Forscher die Hypothese aufgestellt, dass jene Patienten, die zum Zeitpunkt der Diagnose Typ-

2-Diabetes aufwiesen, bis zu 90 Prozent ihrer Betazellfunktion eingebüßt hatten.

Blutzuckerkontrolle: Warum ist sie so wichtig?

Die Kontrolle über Ihren Blutzucker zu bewahren, ist der entscheidende Faktor bei der Behandlung von Prädiabetes und der Verhinderung ungünstiger Folgen wie etwa der Entwicklung eines Typ-2-Diabetes und all der potenziellen Komplikationen, die damit einhergehen. Eine Prädiabetes-Diagnose heißt nicht, dass Sie automatisch an Typ-2-Diabetes erkranken werden. Wenn Sie sich frühzeitig um die richtige Behandlung kümmern, die den Blutzucker in den Normalbereich bringt, können Sie Diabetes vermeiden. Je länger Sie allerdings Ihren erhöhten Blutzuckerspiegel beibehalten, umso größer ist Ihr Risiko, zum Typ-2-Diabetes fortzuschreiten.

Diabeteskontrolle reduziert Komplikationen

Die Ergebnisse einer zehn Jahre dauernden klinischen Studie, Diabetes Control and Complications Trial (DCCT), offenbarten die Bedeutung der Blutzuckerkontrolle als Beitrag, diabetische Komplikationen zu verhindern. Die Untersuchung wurde vom National Institute of Diabetes and Digestive and Kidney Diseases (NIDDK) durchgeführt und 1993 abgeschlossen. Sie zeigte, dass Teilnehmer mit Typ-1-Diabetes, die ihren Glukosespiegel auf einem nahezu normalen Stand hielten, die Risiken verringerten, Komplikationen mit ihren Augen, Nieren und Nerven zu bekommen. Die Studie führte zu vielen weiterführenden Tests, die dazu beitrugen, Behandlungsrichtlinien für Patienten mit Typ-1- und Typ-2-Diabetes zu entwickeln. Diese Behandlungen fördern eine gute Blutzuckerkontrolle, um Lebenserwartung und Lebensqualität zu erhöhen.

Die Bauchspeicheldrüse einer Person, die auf der Schwelle zum Typ-2-Diabetes steht, erzeugt zwar Insulin, doch der Körper ist nicht in der Lage, es in ausreichenden Mengen zu verarbeiten, um den Blutzuckerspiegel zu kontrollieren. Diese Unfähigkeit ist auf ein Problem zurückzuführen, wie die Körperzellen – insbesondere die Insulinrezeptoren, die das Hormon anziehen und verarbeiten – Insulin erkennen und verwenden. Während der Blutzuckerspiegel ansteigt, pumpt die Bauchspeicheldrüse als Kompensationsversuch immer mehr Insulin heraus. Dieses herausgepumpte Insulin mag zwar bis zu einem gewissem Grad den Blutzuckerspiegel senken, aber es führt auch zu hohen Pegeln zirkulierenden Insulins – ein Zustand, der als Hyperinsulinämie bekannt ist. Ab einer bestimmten Schwelle kann die geschwächte Bauchspeicheldrüse nicht mehr genügend Insulin produzieren, sodass im Lauf der Zeit Betazellmasse verloren geht. Wenn die Betazellen sterben, entsteht ein Insulinmangel. An diesem Punkt tritt Typ-2-Diabetes auf. Wenn Sie jetzt nicht sorgfältig Ihren Blutzucker kontrollieren, können sich kurz- und langfristige Komplikationen einstellen.

Kurzfristige Probleme mit erhöhtem Blutzucker

Der menschliche Körper benötigt Glukose, um zu funktionieren. Doch zu viel zirkulierende Glukose in der Blutbahn kann toxisch auf alle Gewebe und Organe des Körpers wirken, einschließlich der Insulin produzierenden Betazellen der Bauchspeicheldrüse. Dies ist als Glukosetoxizität bekannt. Wenn Insulin nicht verfügbar ist, steigt der Blutzuckerspiegel in der Blutbahn immer weiter an. Wenn Sie diesen Zustand erreichen, fühlen Sie sich womöglich müde, sind extrem durstig und haben eine erhöhte Harnausscheidung. Wird der Blutzucker nicht kontrolliert, können Sie, kurzfristig gesehen, die drei P's entwickeln Polydipsie (gesteigerter Durst), Polyurie (erhöhte Harnausscheidung) und Polyphagie (gesteigerter Hunger). Das sind die klassischen Symptome vieler Patienten, bevor bei ihnen Diabetes diagnostiziert wird. Außerdem können sich früh verschwommenes Sehen und Hautverfärbungen wie zum Beispiel Acanthosis nigricans (verdunkelte und verdickte Hautbereiche) einstellen.

Vorsicht! Achten Sie auf Acanthosis nigricans

Acanthosis nigricans ist eines der frühen Anzeichen für Prädiabetes. Es zeichnet sich durch eine Verdunkelung der Haut aus, die typischerweise den Nacken, die Achselhöhlen, Ellbogen, Knie oder Knöchel betrifft. Die Verdunkelung des Pigments in diesen Körperbereichen kann ein frühes Merkmal einer Glukoseauffälligkeit sein. Diese Beschwerden betreffen nicht jedermann und tauchen hauptsächlich bei amerikanischen Ureinwohnern, Afroamerikanern und Hispanoamerikanern auf. Zwar gibt es keine spezielle Behandlung für Acanthosis nigricans, aber die Behandlung der zugrundeliegenden Krankheit wie einer Glukoseauffälligkeit kann die normale Farbe der betroffenen Hautflächen wiederherstellen.

Wenn der Blutzuckerspiegel allmählich steigt und sehr hohe Werte erreicht, können sich ernsthafte akute Komplikationen einstellen. Ein massiver Anstieg des Blutzuckers kann zu diabetischer Ketoazidose (DKA) oder zu hyperosmolarem hyperglykämischem nichtketotischem Koma (HHNK) führen. Beide Zustände sind lebensbedrohliche medizinische Notfälle.

Diabetische Ketoazidose

DKA tritt auf, wenn der Körper nicht genug Insulin zur Verfügung hat, um Glukose einzusetzen, die normale Energiequelle des Körpers. Wenn die Zellen nicht die benötigte Glukose bekommen, beginnt der

Körper, Fett statt Energie zu verbrennen, und dieser Prozess produziert Ketone. Das sind Chemikalien, die der Körper erzeugt, wenn er Fett aufspaltet, um es als Brennstoff zu benutzen. Wenn sich Ketone im Blut bilden, machen sie es saurer. Steigt der Spiegel zu sehr an, kann man DKA bekommen. Obwohl DKA jedem Diabetespatienten zustoßen kann, tritt sie bei Typ-2-Diabetes eher selten auf.

Hyperosmolares hyperglykämisches nichtketotisches Koma

Eine häufiger auftretende Komplikation bei der Typ-2-Diabetes, vorwiegend bei älteren Patienten, ist das hyperosmolare hyperglykämische nichtketotische Koma (HHNK). HHNK tritt tendenziell bei Menschen mit hohem Blutzuckerspiegel auf, wenn etwas anderes in ihren Körpern geschieht. Das kann mit einer Krankheit oder mit einer Infektion einhergehen. Wenn der Blutzucker sehr hoch ist, läuft der überschüssige Blutzucker in den Urin über, da der Körper versucht, ihn loszuwerden. Am Anfang neigen Menschen, die an HHNK leiden, zu vermehrtem Harndrang. Wenn sie nicht genügend Flüssigkeit zu sich nehmen, laufen sie schließlich Gefahr zu dehydrieren. Sie werden nicht mehr so häufig auf die Toilette gehen, aber nur deshalb, weil der Körper wenig oder keinen Urin mehr produziert. Schwere Dehydratation führt zu Anfällen, ins Koma und schließlich zum Tod. Es kann Tage und bis zu Wochen dauern, bis HHNK sich entwickelt.

Langfristige Konsequenzen eines außer Kontrolle geratenen Blutzuckers

Langfristig gesehen kann erhöhter Blutzucker praktisch sämtliche Körpersysteme schädigen. Chronisch hoher Blutzucker kann zur Schädigung von Blutgefäßen und Nerven führen, was folgende Probleme mit sich bringt:

- Herz-Kreislauf-Erkrankung, vornehmlich erhöhtes Risiko für Herzinfarkt oder Schlaganfall
- Nervenschädigung im Bereich von Händen und Füßen sowie Probleme mit den Nerven, die die Blase, die Eingeweide und die Genitalien beeinflussen
- Augenprobleme wie Netzhauterkrankung, Katarakte und grüner Star
- Nierenprobleme, die sich vom Frühstadium der Microalbuminurie (Proteine im Urin) über die fortgeschrittene Verminderung der Nierenfunktion und schließlich bis zum Endstadium der Nierenkrankheit erstrecken, in dem die Nieren nicht mehr funktionieren und Dialyse oder eine Transplantation nötig werden
- Hautprobleme wie trockene oder juckende Haut sowie bakterielle oder pilzartige Infektionen
- Fußprobleme wie zum Beispiel Schwielen, Fußgeschwüre, schlechte Durchblutung und Amputation (Durchblutungsstörungen können zur Amputation nicht nur der Füße, sondern sogar von Teilen der Beine oberhalb oder unterhalb des Knies führen)
- Magen-Darm-Störungen, vor allem Gastroparese, wobei sich der Magen zu langsam entleert
- Psychische Probleme wie Depression und Stress, die häufiger mit Typ-2-Diabetes einhergehen
- Sexuelle Probleme, einschließlich Erektionsstörungen bei Männern und Vaginaltrockenheit bei Frauen

Warum Sie Prädiabetes nicht ignorieren sollten

Vor nicht allzu langer Zeit haben Ärzte ihre Patienten weder routinemäßig auf Prädiabetes untersucht noch offensiv entsprechend behandelt. Wer unnormal hohe Glukosewerte aufwies, aber noch nicht zuckerkrank war, wurde nicht dazu aufgefordert, sein Risiko für Typ-2-Diabetes zu reduzieren. Das war in den Zeiten, als man noch nicht so gut verstand, wie Glukosewerte im prädiabetischen Bereich tatsächlich Gefäßschädigungen oder andere Komplikationen verursachen können. Prädiabetes ist eine Gefahr an sich: Er erhöht die Wahrscheinlichkeit von Herzinfarkt und Schlaganfall um fünfzig Prozent! Heute wissen wir: Wenn wir warten, bis jemand Diabetes bekommt, kann das heißen, dass Komplikationen sich bereits etabliert haben. Aus diesem Grund haben Ärzte den Grenzwert für Nüchternblutzucker bei Prädiabetes von 140mg/dl (Milligramm pro Deziliter) auf 125 mg/dl gesenkt. Heute liegt ein normaler Nüchternblutzucker unter 100 mg/dl.

Die Senkung der Blutzuckergrenzwerte hat dazu beigetragen, wesentlich früher schwache Glukosetoleranz bei vielen Menschen zu erkennen. Wenn Sie erfahren, dass Sie Prädiabetes haben, können Sie dankbar sein, dass Sie jetzt, in einem frühen Stadium, über das Problem informiert sind. Der überzeugendste Grund, sich mit Prädiabetes auseinanderzusetzen, ist Ihre Fähigkeit, das Voranschreiten zu Diabetes aufzuhalten oder zu verlangsamen. Wenn im Frühstadium die richtigen Maßnahmen getroffen werden, ist man in der Lage, den prädiabetischen Zustand umzukehren. Selbst wenn es Ihnen lediglich gelingen sollte, die letztliche Weiterentwicklung zum Diabetes zu verzögern, können Sie das Risiko minimieren, diabetische Komplikationen wie zum Beispiel Herzerkrankungen, Nierenversagen oder diabetische Augenkrankheiten zu erleiden.

Auf lange und kurze Sicht

Es ist wichtig zu verstehen, dass Diabetes nicht aus heiterem Himmel auftritt. Bei den meisten Menschen kann das Fortschreiten vom normalen Zustand zum Prädiabetes und dann zum Diabetes mehrere Jahre dauern. Je länger Ihr Körper hohe Blutzuckerwerte bewältigen muss, umso größer ist die Wahrscheinlichkeit, diabetische Komplikationen zu bekommen. Denken Sie daran, dass eine rechtzeitige Diagnose und Behandlung wichtig sind, um das Fortschreiten des Prädiabetes und schließlich derjenigen Komplikationen kurzfristig und langfristig zu verhindern, die mit Typ-2-Diabetes einhergehen.

Kontrollieren Sie Ihren Blutzucker von Anfang an

Menschen, die es Ihrem Blutzucker erlauben, stetig anzusteigen, entwickeln womöglich bereits Komplikationen, die mit Diabetes in Verbindung gebracht werden. Der American Diabetes Association zufolge können einige langfristige körperliche Schäden, insbesondere des Herzens und des Kreislaufsystems, schon während des Prädiabetes auftreten. Wenn Sie frühzeitig Maßnahmen ergreifen, können Sie diabetischen Komplikationen vorbeugen.

Was unterscheidet Prädiabetes von Typ-2-Diabetes?

Der Begriff *Prädiabetes* wurde 2002 von der American Diabetes Association (ADA) eingeführt, um einen Zustand zwischen normalem Blutzucker und Typ-2-Diabetes klarer zu beschreiben. Früher hätte die Diagnose Ihres Arztes womöglich »Borderline-Diabetes« gelautet. Vor 2002 hätte Ihr Arzt Ihnen vermutlich euphemistisch erklärt: »Ihr Blutzucker ist ein wenig erhöht« oder »Sie haben ein bisschen Zucker.« Mit derlei Aussagen kann man nur wenig anfangen; und sie zeigen auch nicht den dringenden Bedarf, etwas zu unternehmen. Prädiabetes wird anhand spezifischer Grenzen definiert, vor allem durch die Ergebnisse von Blutzuckertests (die im nächsten Abschnitt beschrieben werden).

Wenn Sie Prädiabetes haben, ist Ihr Blutzuckerspiegel höher als normal, aber noch nicht hoch genug, um als Typ-2-Diabetes eingestuft zu werden. Prädiabetes heißt, dass Sie auf einen Diabetes zusteuern, falls Sie nicht selbst etwas dagegen unternehmen. *Allerdings* – und darauf kommt es an – ist das Voranschreiten zum Typ-2-Diabetes nicht unausweichlich. Sie können eine Menge tun, um Prädiabetes umzukehren und Ihren Blutzuckerspiegel in den normalen Bereich zurückzubringen. Ein diagnostizierter Typ-2-Diabetes hingegen ist unwiderruflich. Man kann zwar viel tun, um Diabetes zu kontrollieren, aber es ist wichtig zu erkennen, dass ein Typ-2-Diabetes sich nicht mehr rückgängig machen lässt.

Wird bei Ihnen Prädiabetes diagnostiziert, ist das zum Teil eine gute Nachricht. Sie haben nämlich ein Warnsignal erhalten und nun die Chance, Ihre Gesundheit zu verbessern, abzunehmen und Ihre Lebensweise anzupassen. Wenn Sie jetzt aktiv werden, können Sie die Weiterentwicklung zu einer ernsten und dauerhafteren Krankheit verhindern oder zumindest aufhalten.

Diagnose Prädiabetes

Wenn Sie wissen wollen, ob Sie Prädiabetes haben, oder wenn Sie Ihren Zustand nach der Diagnose kontrollieren möchten, müssen Sie sich zuerst Informationen über Ihren Gesundheitszustand beschaffen. Dazu gehören Labortests, Blutdruckwerte und andere Messungen wie Körpergewicht und Bauchumfang. Ihre frühere Krankengeschichte liefert zusätzliche Hinweise für die Unterscheidung zwischen Prädiabetes und Diabetes. Für die Diagnose von Prädiabetes und Diabetes werden drei unterschiedliche Bluttests verwendet.

Nüchtern-Blutzuckertest

Ein Nüchtern-Blutzuckertest liefert einen Hinweis auf die Wahrscheinlichkeit von Prädiabetes. Für diesen einfachen Bluttest lassen

Sie sich als erstes am Morgen auf nüchternen Magen Blut abnehmen. Ein Nüchternblutzucker von 100-125 mg/dl bei mehr als einem Test ist ein Hinweis auf Prädiabetes, während ein Nüchternblutzucker von 126 mg/dl oder darüber Diabetes anzeigt.

Zweistundenwert im oralen Glukosetoleranztest

Manche Ärzte ziehen einen Glukosetest dem Nüchterntest vor. In diesem Fall trinken Sie ein Glukosegetränk, das 75 Gramm Glukose enthält. Zwei Stunden später wird Ihnen Blut abgenommen und anschließend wird der Blutzuckerwert ermittelt. Bei diesem Test zeigt ein Blutzuckerresultat von 140-199 mg/dl zwei Stunden nach der Einnahme von 75 Gramm Glukose (bei mehr als einer Gelegenheit) Prädiabetes an. Zweistundenwerte über 200 mg/dl bei mehr als einer Gelegenheit weisen auf Diabetes hin.

Ein Nüchtern-Blutzuckertest heißt genau das: auf nüchternen Magen

Wenn Ihr Blutzuckertest vormittags angesetzt ist, sollten Sie nach Mitternacht weder essen noch trinken (außer Wasser). Verzichten Sie auf sportliche Betätigung vor Ihrem Test, weil das ebenfalls Ihre Messwerte beeinflussen und ein ungenaues Ergebnis liefern könnte.

Hämoglobin A1c

Wenn ein Nüchtern-Blutzuckertest oder ein Glukosetest mit einem Zweistundenwert durchgeführt wird, liefern die Messwerte ein Ergebnis für diesen speziellen Zeitpunkt. Weil aber Ihr Blutzuckerspiegel im Lauf des Tages enormen Schwankungen unterliegt, vermitteln diese Tests nicht genügend Information über die Blutzuckerwerte zu anderen Tageszeiten oder über längere Zeiträume hinweg. Deshalb gibt es einen Test, der Hämoglobin A1c (HbA1c oder Langzeitblutzuckerwert) genannt wird, insbesondere wenn Ihr Arzt bei Ihnen Prädiabetes oder Diabetes vermutet.

Blutzuckermeter

Wenn bei Ihnen Prädiabetes diagnostiziert wurde, kann die Kontrolle Ihres eigenen Blutzuckers mit einem Blutzuckermeter eine wertvolle Hilfe sein, Ihrem Blutzucker im Auge zu behalten. Ein Blutzuckermeter ist frei verkäuflich oder wird vom Arzt verschrieben. Allen Geräten liegt eine leicht verständliche Gebrauchsanweisung bei. Die Messwerte des Blutzuckermeters zeigen Ihnen an, wie unterschiedliche Lebensmittel Ihren Blutzucker beeinflussen oder zu welcher Tageszeit er hoch oder niedrig ist. Sie und Ihr Arzt können entscheiden, wie oft Sie Ihren Blutzucker kontrollieren, aber zwei bis drei Mal pro Woche wäre ein guter Anfang.

Hämoglobin ist eine in roten Blutkörperchen vorkommende Substanz, die Sauerstoff von den Lungen in alle Zellen des Körpers transportiert. Wenn Hämoglobin sich mit Glukose verbindet, entsteht eine unumkehrbare Verbindung namens glykiertes Hämoglobin (oder Glykohämoglobin). Der A1c-Anteil des glykierten Hämoglobins ist die einfachste und größte messbare Menge dieser Verbindung. Eine Person mit höherem Blutzucker hat mehr glykiertes Hämoglobin als jemand mit normalem Blutzucker. Das in roten Blutkörperchen vorkommende Hämoglobin bleibt sechzig bis neunzig Tage bestehen. Deshalb kann der Arzt nach der Messung von Hämoglobin A1c ein recht genaues Abbild Ihres durchschnittlichen Blutzuckerspiegels über die letzten 60 bis 90 Tage erstellen. Ein Hämoglobin A1c zwischen 5,7 und 6,4 Prozent ist ein Hinweis auf Prädiabetes, während ein Wert von 6,5 Prozent und darüber auf Diabetes verweist.

Über die Prüfung des Hämoglobin A1c-Blutzuckerspiegels und einen Nüchtern-Blutzuckerspiegel bei der Diagnose hinaus wird Ihr Arzt danach diese Werte womöglich in regelmäßigen Abständen überprüfen, um Ihren Fortschritt im Auge zu behalten. Zu Ihrem Vorgehen sollte es gehören, Ihr Hämoglobin A1c zu kontrollieren, es unter 5,7 Prozent und Ihren Nüchtern-Blutzuckerspiegel annähernd bei 100 mg/dl zu halten (oder aber spezielle Ziele einzuhalten, die Ihr Ärzteteam für Sie persönlich festgelegt hat). Ihr Arzt wird alle drei bis sechs Monate einen Bluttest anordnen und somit Ihr Hämoglobin A1c und Ihren Blutzuckerspiegel kontrollieren. Vielleicht möchte er außerdem, dass Sie mit Hilfe eines Blutzuckermeters Ihren Blutzucker zu Hause überprüfen.

Andere wichtige Bluttests und Messungen

Die Kontrolle Ihres Blutzuckers und HBA1c sind nur ein Teil der Gleichung, wenn es darum geht, Ihren Prädiabetes in Schach zu halten. Es gibt zusätzliche Bluttests und weitere Messungen, die Ihr Ärzteteam durchführen kann, um Ihren Gesundheitszustand zu beurteilen. Außerdem ist es wichtig, Ihr Cholesterin, Ihre Triglyceride, das C-reaktive Protein und den Blutdruck im Auge zu behalten.

Cholesterin und Triglyceride

Der Zusammenhang zwischen Cholesterin und Herzerkrankungen ist hinlänglich bekannt. Menschen mit Prädiabetes oder Diabetes haben ein erhöhtes Risiko für Herzkrankheiten. Deshalb ist die Überwachung der Cholesterinwerte ein wichtiger Teil Ihres Gesundheitsplans. Doch selbst wenn Sie über Ihr Gesamt-Cholesterin Bescheid wissen, genügt das noch nicht, um festzustellen, ob für Sie ein Risiko besteht. Sie müssen außerdem wissen, wie groß der Anteil des guten Cholesterins (HDL oder high-density lipoproteine; Lipoprotein hoher Dichte) oder des schlechten Cholesterins (LDL oder low-density lipoprotein; Lipoproteine niedriger Dichte) an Ihrem Gesamt-Cholesterin ist. Triglyceride gehören zu einem anderen Fetttyp, der im Blut vorkommt. Sie stellen ebenfalls Risikofaktoren für Herzerkrankungen dar. Die folgenden Zahlen sind empfohlene Werte für Cholesterin- und Triglyceridspiegel für Personen ohne Diabetes oder Prädiabetes. Sollten Sie Prädiabetes haben, möchte Ihr Arzt womöglich noch niedrigere Werte sehen. Diese Liste zeigt normale Laborwerte für Cholesterin und Triglyceride an:

- Gesamt-Cholesterin: weniger als 200 mg/dl
- LDL-Cholesterin: weniger als 100 mg/dl
- HDL-Cholesterin: mehr als 40 mg/dl für Männer; mehr als 50 mg/dl für Frauen
- Triglyceride: weniger als 150 mg/dl

Jährliche Messung

Falls Ihr Arzt Ihnen Medikamente zur Senkung des Cholesterin- oder Triglyceridspiegels verschrieben hat, sind wahrscheinlich sowohl ein Lipidprofil als auch andere Bluttests häufiger erforderlich, um die Reaktion des Körpers auf die Medikamente zu überwachen. Diese Tests sollten Sie einmal im Jahr oder öfter machen lassen, falls Ihr Arzt es empfiehlt.

LDL- und HDL-Werte sind viel bessere Anzeichen für ein Herzerkrankungsrisiko als der Wert des Gesamt-Cholesterins. Auch wenn jemand einen normalen Messwert für Cholesterin hat, kann er trotzdem einem erhöhten Risiko ausgesetzt sein, falls das (schlechte) LDL-Cholesterin höher ist als die empfohlenen Werte. Wenn Ihre Cholesterin- oder Triglyceridwerte erhöht sind, wird Ihr Arzt diese Ergebnisse mit Ihnen besprechen. Neben den Laborergebnissen tragen andere Risikofaktoren wie Geschlecht, Familiengeschichte, Rauchen, Gewicht und Blutdruck dazu bei, den besten Behandlungsverlauf für Sie zu bestimmen. Bei manchen Personen genügen eine gesunde Ernährung, maßvolle Gewichtsabnahme und ein Plan für regelmäßige sportliche Betätigung, um die Cholesterin- und Triglyceridspiegel in den Normalbereich zu bringen. Andere wiederum benötigen womöglich Medikamente zur Senkung ihres Cholesterins und Triglycerids.

C-reaktives Protein

Das C-reaktive Protein ist ein Protein, das im Blut vorkommt und das Ausmaß der Entzündungen in Ihrem Körper anzeigt. Entzündungen spielen bei Prädiabetes und Diabetes eine Rolle. Ein hochempfindlicher Test auf C-reaktives Protein (hsCRP) kann eine niedriggradige Entzündung erkennen, die das Risiko einer Herzkrankheit erhöht, sodass dies ein sinnvoller Test für Menschen mit hohem Risiko für Herzerkrankungen ist. Erhöhte CRP-Werte treten auch bei Personen mit Prädiabetes, Diabetes oder Übergewicht auf.

Blutdruck

Genauso wie die Häufigkeit von Prädiabetes und Diabetes zunimmt, ist auch Hypertonie (Bluthochdruck) im Aufstieg begriffen. Übergewicht und ein sitzender Lebensstil sind zwei wichtige Ursachen für die zunehmende Verbreitung von Bluthochdruck. Natriumaufnahme bei der Ernährung kann eine weitere Ursache für hohen Blutdruck sein. Die *Dietary Guidelines for Americans* (Ernährungsrichtlinien für Amerikaner) von 2010 empfehlen eine Reduzierung der täglichen Natriumzufuhr auf weniger als 2,3 Milligramm. Für Personen, die 51 Jahre oder älter sind sowie für Afroamerikaner ungeachtet ihres Alters und Personen mit Hypertonie, Diabetes oder einer chronischen Nierenerkrankung wird eine weitere Reduzierung auf 1,5 Milligramm täglich empfohlen.

Obwohl die Empfehlungen für die Natriumzufuhr reduziert wurden, konsumieren viele Menschen viel mehr Natrium, weil sie häufig Fertignahrung sowie abgepackte und verarbeitete Lebensmittel zu sich nehmen. Verarbeitete Lebensmittel sind für einen großen Prozentsatz des Natriums verantwortlich, das Amerikaner täglich konsumieren. Wenn Sie salzempfindlich sind, bekommen Sie womöglich hohen Blutdruck als Resultat einer hohen Natriumzufuhr. Aus diesem Grund (und anderen Gründen) ist es wichtig, die Inhaltsstoffetiketten auf verpackten Lebensmitteln zu lesen.

Der Blutdruck ist die Kraft, die das Blut auf die Arterienwände ausübt. Bei der Messung steht eine Zahl über der anderen, der systolische Wert steht oben, der diastolische Wert darunter. Der systolische Blutdruck stellt die Kraft dar, mit der Ihr Herz Blut in die Arterien pumpt. Der diastolische Blutdruck misst den Druck in den Arterien, wenn sich das Herz zwischen den Herzschlägen im Ruhezustand befindet. Hoher Blutdruck muss behandelt werden, weil fortgesetzter, auf die Arterien ausgeübter hoher Druck den Arterien oder dem Herzen Schaden zufügen kann. Der Arbeitskreis des American College of Endocrinology (ACE) zur Vorbeugung von Diabetes empfiehlt einen Blutdruck von 130/80 für Personen mit Prädiabetes. Das ist dieselbe Vorgabe wie für Personen mit Diabetes.

Gewicht, Körpermasseindex und Bauchumfang

Die Überwachung Ihres Gewichts ist entscheidend, um Ihren Prädiabetes in den Griff zu bekommen. Übergewicht und Adipositas oder Fettleibigkeit (bestimmt durch den Körpermasseindex, KMI) können die mangelhafte Fähigkeit des Körpers, sein eigenes Insulin zu verwenden, mit hohem Blutdruck und erhöhten Cholesterin- und Triglyceridwerte negativ beeinflussen. Deshalb ist ein gesundes Gewicht äußerst wichtig. Überprüfen Sie Ihren Bauchumfang, indem Sie ein Maßband um Ihre Körpermitte legen, während Sie aufrecht stehen. Das Risiko für Typ-2-Diabetes und Herzerkrankungen steigt, wenn Ihr Körperfett in der Taille konzentriert ist statt an Ihren Hüften. Ein Bauchumfang von mehr als 88 Zentimetern für Frauen und mehr als 102 Zentimeter für Männer steht mit einem erhöhten Risiko in Verbindung.

Das Stoffwechselsyndrom

Stoffwechselsyndrom ist ein Name, der für eine Gruppe von Risikofaktoren verwendet wird, die, falls vorhanden, Ihr Risiko für eine Herzerkrankung oder andere Probleme wie zum Beispiel Diabetes erhöhen. Das Stoffwechselsyndrom entwickelt sich vielfach aus denselben Gründen wie der Prädiabetes. Die Behandlung des Stoffwechselsyndroms ist dieselbe wie für Prädiabetes. Wenn Ihre Diagnose Prädiabetes lautet, ist die Wahrscheinlichkeit groß, dass Sie auch das Stoffwechselsyndrom entwickelt haben. Leute, die übergewichtig oder adipös und körperlich inaktiv sind, entwickeln mit höherer Wahrscheinlichkeit das Stoffwechselsyndrom und eine Insulinresistenz. Mit überschüssigem Fett in der Bauchgegend und einem großen Bauchumfang erhöht sich die Wahrscheinlichkeit einer Insulinresistenz.

Insulinresistenz ist ein Zustand, in dem der Körper nicht in der Lage ist, sein Insulin in richtiger Art und Weise zu verwenden. Das Hormon Insulin wird von der Bauchspeicheldrüse gebildet und unterstützt den Körper bei der Verwendung von Glukose als Energielieferant. Menschen mit Insulinresistenz benötigen und produzieren eventuell mehr Insulin, das dazu beiträgt, die Glukose in Zellen zu transportieren. Eine gleichbleibende Überproduktion von Insulin, verbunden mit Überessen, fördert die Gewichtszunahme. Zuletzt ist die

Bauchspeicheldrüse nicht mehr in der Lage, mit dem Insulinbedarf Schritt zu halten, sodass der Blutzuckerspiegel allmählich ansteigt und in den diabetischen Bereich gelangt. Familiäre Vorbelastung und fortgeschrittenes Alter sind andere mögliche Faktoren für das Stoffwechselsyndrom. Selbstverständlich können genetische Anlagen und das Altern nicht kontrolliert werden. Allerdings sind Gewicht, Blutfette (Blutlipide), Blutdruck und Blutzucker Faktoren, die Sie beeinflussen können.

Alarmzeichen Stoffwechselsyndrom

Zu den Bedingungen, die das Stoffwechselsyndrom ausmachen, gehören: großer Bauchumfang (mehr als 88 Zentimeter für Frauen und mehr als 102 Zentimeter für Männer), ein Blutdruck mit höheren Werten als 130/85 mgHG (Millimeter Quecksilbersäule), erhöhter Triglyceridwert, ein niedriger HDL-Cholesterinwert sowie Insulinresistenz.

Wo man Hilfe bekommt: Den richtigen Arzt wählen

Sobald eine bestätigte Diagnose vorliegt, sollten Sie etwas Abstand gewinnen und entscheiden, wer Ihr Partner bei der Regelung Ihres Prädiabetes sein soll. Sollten Sie einen Arzt haben, mit dem Sie gut reden können, der sich Ihre Gedanken und Sorgen anhört und offenbar über die neuesten Entwicklungen in der Prädiabetes-Betreuung auf dem Laufenden ist, beschließen Sie womöglich, bei ihm oder ihr zu bleiben. Sollte Ihr Arzt-Patient-Verhältnis jedoch nicht richtig funktionieren, könnte es für Sie an der Zeit sein, sich nach jemand anderem umzusehen. Dabei sollten Sie die folgenden Fragen berücksichtigen:

- Ist die Betreuung Ihres Arztes auf dem neuesten Stand? Sind ihm oder ihr die aktuellen klinischen Studien, neue Produkte und Behandlungsrichtlinien geläufig?
- Ist Ihr Arzt bereit, zuzuhören und zu lernen? Lässt er oder sie es zu, dass Sie Fragen stellen und Ihre Bedürfnisse äußern und haben Sie die Chance, weiterführende Fragen zu stellen?
- Ist er oder sie in einem vernünftigen Maß erreichbar? Wie handhabt er oder sie tagsüber und nach Feierabend Anrufe von Patienten? Beantwortet er oder sie die Anrufe einigermaßen zeitnah?
- Kümmert er oder sie sich auch um die Person und nicht nur um die Krankheit? Spiegelt seine oder ihre Philosophie ein gutes Verständnis für die gesellschaftlichen und emotionalen Auswirkungen von Prädiabetes und Diabetes? Stellt er oder sie Fragen über Ihre Lebensweise, um sich zu vergewissern, dass Ihr Behandlungsplan funktioniert?
- Wie ist ihr Umgang mit Kranken? Ist er oder sie mit dem Personal kurz angebunden? Schneidet sie Ihnen das Wort ab? Möchten Sie eine unfreundliche Person als Ihren Partner für die lebenslange Verpflichtung haben, Ihren Prädiabetes zu bewältigen?
- Sagt sie oder er die Dinge, wie sie sind? Einen Arzt zu haben, der Tests und Behandlungsentscheidungen erklärt, ist eine Grundvoraussetzung. Er oder sie sollte offen und verständlich mit Ihnen kommunizieren, sodass Sie alles verstehen können.

Bedenken Sie, dass Ihr Arzt nur ein Mitglied, wenn auch ein wichtiges, Ihres Gesundheitsteams ist. Er oder sie sollte sowohl mit anderen Mitgliedern des Teams als auch mit Ihnen gut kommunizieren – Informationen weitergeben und, falls erforderlich, Rücksprache über Behandlungsschritte halten (wenn er zum Beispiel mit einem Neonatologen oder einer Frauenärztin zusammenarbeitet, um Schwangerschaftsangelegenheiten zu besprechen).

Die Kommunikation ist entscheidend

Wie genau definiert man gute Kommunikation? Es ist das Sprechen *miteinander* statt des einseitigen Sprechens *zu* jemandem. Zuhören statt nur zu hören und erklären statt anzuordnen. Wenn Sie Ihren Arzt fragen, warum er einen bestimmten Test in Auftrag gibt, sollte er Ihnen seine Entscheidungen in nichttechnischer Sprache erklären können. Und falls Ihr Arzt Fragen zu Ihrer Selbstbehandlung hat, sollten Sie aufrichtig und ehrlich sein, sodass er Ihnen die bestmögliche Behandlung zukommen lassen kann. Die folgenden Anregungen helfen Ihnen vielleicht, die Kommunikation zwischen Ihnen und Ihrem Arzt zu verbessern:

- Denken Sie im Voraus über die Symptome, die Fragen und die Behandlungsprobleme nach, über die Sie sprechen möchten. Bringen Sie, falls nötig, Ihre Notizen mit.
- Bringen Sie zu Ihren Arztterminen Ihre Medikamente (in ihrer Originalverpackung) mit. Dazu sollten auch Kräuter und Ergänzungsmittel gehören – Ihr Arzt sollte wissen, was Sie einnehmen, weil manche Ergänzungsmittel mit anderen Medikamenten wechselwirken oder für Prädiabetespatienten unangemessen sein könnten.
- Behandeln Sie Ihren Arzt so, wie Sie selbst auch gern behandelt werden möchten – respektvoll und aufrichtig.
- Bringen Sie jemanden mit, der nach der Untersuchung bei Ihnen sein kann, um zu hören, was der Arzt empfiehlt.
- Sollten Ihnen Medikamente für Prädiabetes oder für andere Leiden verschrieben worden sein, dann nehmen Sie Ihre Tabletten wie verschrieben; lassen Sie es Ihren Arzt wissen, wenn Sie Ihre Tabletten nicht nehmen.
- Verpassen Sie Ihre Termine nicht und lassen Sie die Terminplanerin genau wissen, was der Zweck Ihres Besuches ist, da-

mit sie für Ihren Termin eine angemessene Zeitspanne reservieren kann.

Denken Sie daran: Wenn Sie nicht verstehen, was der Arzt Ihnen sagt, dann fragen Sie nach. Selbst nachdem Sie die Praxis verlassen haben, sollten Sie nicht zögern, zum Telefon zu greifen und weiterführende Fragen zu stellen. Es ist wichtig, dass Sie voll und ganz verstehen, wie Sie Ihren Prädiabetes behandeln sollen.

Besuchen Sie nach der Diagnose einen Allgemeinmediziner

Solange Ihr Arzt Erfahrung mit der Behandlung von Prädiabetes hat, auf dem neuesten Stand der Prädiabetesforschung bleibt, ein guter Partner bei Ihrer Behandlung ist und gut kommuniziert, ist es egal, welchen akademischen Titel er hat.

Ihr Arzt ist nur ein Teil des Gesundheitsteam-Puzzles

Vergessen Sie nicht, dass Diabetes eine systembedingte Krankheit ist, die potenziell jeden Teil Ihres Körpers beeinträchtigen kann, sodass Vorsorgemaßnahmen für Ihren Prädiabetes durch ein Team ausgebildeter Experten wichtig sind. Neben dem Hausarzt, der für Ihre medizinische Grundversorgung zuständig ist, müssen Sie eventuell andere Spezialisten aufsuchen, was von Ihrer medizinischen Vorgeschichte, anderen Bedingungen und Risikofaktoren abhängt. Ihr Hausarzt kann vielleicht erste Untersuchungen für Prädiabetes-Vorsorge durchführen, doch womöglich überweist er oder sie Sie an einen anderen Arzt, der speziell für einen bestimmten Problembereich oder für notwendige Vorsorgeuntersuchungen ausgebildet ist. Augenärzte, Psychologen, Nephrologen (Ärzte, die Nierenerkrankungen behandeln) und Fußpfleger sind nur einige Pflegedienstleister, die Sie dabei unterstützen, gesund zu bleiben und Komplikationen zu vermeiden.

Staatlich anerkannte Ernährungswissenschaftler – Essen mit Verstand

Neben medizinischer Vorsorge und Pflege ist die richtige Ernährung einer der Eckpfeiler bei der Behandlung von Prädiabetes. Ein staatlich anerkannter Ernährungswissenschaftler, der mit Prädiabetes- und Diabetespatienten arbeitet, ist ein wichtiges Mitglied Ihres Pflegeteams. Ein Ernährungsberater kann Ihnen Konzepte verständlich machen und Ihnen erklären, was Kohlenhydrate sind oder wie bestimmte Nahrungsmittel Ihren Blutzuckerspiegel beeinflussen. Diese Fachleute können Sie außerdem beim Abnehmen unterstützen. Was aber das Wichtigste ist: Ihr Ernährungsberater kann gemeinsam mit Ihnen einen Speiseplan entwerfen, der Ihrer besonderen Lebensweise entspricht.

Wenn Sie zum Beispiel Vegetarier sind, wird Ihnen kaum ein Menü gefallen, wo Fisch und Fleisch im Mittelpunkt stehen. Oder falls Sie einen Job haben, bei dem Sie viel unterwegs sind, brauchen Sie jemanden, der außerhalb Ihrer Küche gesundheitsfördernde Entscheidungen für Sie trifft. Ein Gespräch mit dem Ernährungsberater erlaubt Ihnen, Menüs zu entwickeln, die in der Realität Bestand haben. Wenn Ihre Diät praxisnah ist, werden Sie höchstwahrscheinlich langfristig dabei bleiben.

Wie Sie mit Ihrer Diagnose umgehen sollten

Raucht Ihr Kopf schon? Wenn Sie sich nach dem Bombardement an Informationen durch Lektüre, Kurse, Arzttermine und wohlmeinende Freunde und Verwandte (die recht häufig eher Fehlinformationen statt Tatsachen verbreiten) überwältigt fühlen, dann ist das ganz normal. Atmen Sie tief durch und merken Sie sich drei Dinge:

1. Sie sind nicht allein – Ihr Gesundheitsteam hilft Ihnen.
2. Sie müssen sich nicht alles auf einmal merken – mit Kontrolle gehen Versuch und Irrtum einher.
3. Es ist nicht nötig, das Rad neu zu erfinden – andere sind Ihnen vorausgegangen, und Sie werden die körperlichen und emotionalen Anforderungen viel leichter bewältigen, wenn Sie sich einer Selbsthilfegruppe anschließen und auf deren Wissen und Erfahrung zurückgreifen können.

Es ist wichtig, sich daran zu erinnern, dass die Informationen in diesem Buch zwar äußerst hilfreich, aber nur allgemeine Empfehlungen sind. Zusätzlich müssen Sie unbedingt mit ihrem Arzt die Ziele ausarbeiten, die für Sie und ihr persönliches Gesundheitsbild richtig sind – in Bezug auf Ihren Blutzucker sowie andere Behandlungen und Ergebnisse. Und denken Sie daran: Obwohl es viele standardisierte Richtlinien und Vorgaben bei der Prädiabetesbehandlung gibt, treten bei fast allen Umständen individuelle Unterschiede auf. Ein Nahrungsmittel, das bei einer Person den Blutzucker hochschießen lässt, verursacht bei einem anderen vielleicht nur eine sanfte Kräuselung.

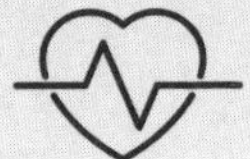 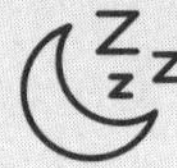 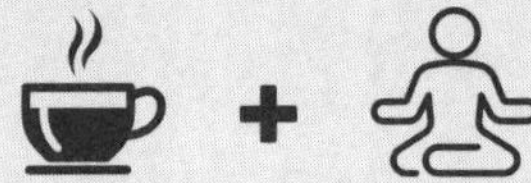

Kapitel 2

Prädiabetes: Risiko, Symptome und Behandlungsalternativen

JETZT, DA SIE ein klares Verständnis davon haben, was Prädiabetes ist und wie er diagnostiziert wird, ist es wichtig für Sie zu beurteilen, ob Sie oder Ihre Familie gefährdet sind. Außerdem sollten Sie sich mit den Anzeichen, Symptomen und der Behandlung des Leidens vertraut machen. Das sind die ersten paar Schritte, die unternommen werden müssen, bevor Sie einen Handlungsplan entwickeln können, um sowohl Prädiabetes vorzubeugen oder zu behandeln, als auch das Fortschreiten zu Typ-2-Diabetes zu verhindern.

Prädiabetes: Sind Sie gefährdet?

Schätzungsweise 84,1 Millionen Amerikaner ab 18 Jahren haben Prädiabetes. Weltweit wird diese Zahl auf 280 Millionen Personen geschätzt. Viele dieser Menschen sind sich ihres Zustands nicht bewusst. Es gibt eine Reihe bekannter Risikofaktoren für Prädiabetes und für Typ-2-Diabetes. Die American Diabetes Association (ADA) empfiehlt die Feststellung der Risikofaktoren und die Untersuchung symptomloser Erwachsener auf Prädiabetes und Diabetes. Laut ihrer Veröffentlichung *Standards of Medical Care in Diabetes* (Standards für die Gesundheitsfürsorge bei Diabetes) von 2018 sollten Sie sich auf Prädiabetes oder Diabetes testen lassen, wenn Sie die folgenden Kriterien erfüllen:

- Erwachsene beliebigen Alters, die übergewichtig oder adipös sind (mit einem Körpermasseindex von mehr als 25 oder gleich 25, entsprechend 23 bei asiatischen Erwachsenen), die einen oder mehrere der folgenden Risikofaktoren haben
  - Angehörigkeit zu einer der folgenden Minderheiten: Afroamerikaner, amerikanische Ureinwohner, Hispanoamerikaner/Latinos, und Amerikaner asiatischer Herkunft/Pazifikinsulaner
  - Familiengeschichte mit Diabetes (insbesondere ein Verwandter ersten Grades)
  - Hoher Blutdruck (durchgängige Messwerte von 140/90 mmHg oder höher)
  - Niedriger HDL-Wert oder »gutes« Cholesterin (weniger als 35 mg/dl oder 0,9 mmol/L und hohe Triglyceridwerte (höher als 250 mg/dl)
  - Geschichte einer Herz-Kreislauf-Erkrankung
  - andere klinische Zustände, die mit Insulinresistenz einhergehen (schwere Adipositas, Acanthosis nigricans)
  - Geschichte von Polyzystischem Ovar-Syndrom (PCOS)

  - Körperliche Passivität
- Patienten mit einem früheren Testergebnis für Hämoglobin A1C von 5,7 Prozent und höher
- Frauen mit Schwangerschaftsdiabetes
- Erwachsene über fünfundvierzig Jahre

Wenn die Ergebnisse normal sind, sollten die Tests mindestens alle drei Jahre oder früher wiederholt werden, falls mehr Risikofaktoren vorliegen. Mit Risikofaktoren lässt sich Ihre erhöhte Anfälligkeit für das Leiden bestimmen. Je mehr Risikofaktoren in Ihrem Profil vorliegen, umso größer ist das Risiko, Prädiabetes oder Diabetes zu bekommen. Werfen wir also einen genaueren Blick auf diese Risikofaktoren und andere Umstände:

Statistiken der Zentren für Krankheitskontrolle und Prävention

Laut den Zentren für Krankheitskontrolle und Prävention (Centers for Disease Control and Prevention, CDC) betrifft Prädiabetes rund 34 Prozent der Erwachsenen ab achtzehn Jahren. In den USA hat etwa die Hälfte der Erwachsenen ab 65 Jahren Prädiabetes.

Alter und ethnische Zugehörigkeit

Der CDC zufolge tritt gut die Hälfte aller Fälle von Typ-2-Diabetes bei Menschen über 50 Jahren auf, während fast elf Millionen Amerikaner ab 65 Jahren an der Krankheit leiden. Wie bereits erwähnt, sollten Personen, die älter als 45 Jahre sind, auf Diabetes getestet werden und danach alle drei Jahre den Test wiederholen, falls der erste Test normal ausgefallen ist. Falls Sie zusätzliche Risikofaktoren für Typ-

2-Diabetes aufweisen, sind womöglich häufigere Untersuchungen nötig – sprechen Sie mit Ihrem Arzt über die Notwendigkeit besonderer Untersuchungen.

Auch bestimmte ethnische Gruppen und Minderheiten haben ein erhöhtes Risiko, Typ-2-Diabetes zu bekommen. Dazu gehören:

- Afroamerikaner
- Amerikaner asiatischer Herkunft
- Hispanoamerikaner
- Pazifikinsulaner
- Amerikanische Ureinwohner

Familiengeschichte

Die Vererbung spielt eine große Rolle bei der Entwicklung von Typ-2-Diabetes. Wenn Sie einen Verwandten ersten Grades mit Typ-2-Diabetes haben, verdoppelt sich die Wahrscheinlichkeit, dass Sie daran erkranken. Die Übereinstimmungsrate zwischen eineiigen Zwillingen mit Typ 2 beträgt bis zu 90 Prozent. Das heißt, in bis zu 90 Prozent der Fälle, in denen ein Zwilling die Krankheit hat, wird sie der andere Zwilling ebenfalls bekommen.

Die gute Nachricht für Patienten mit Diabetes in ihren Familien lautet, dass Umweltfaktoren wie zum Beispiel das Ausmaß Ihrer körperlichen Aktivitäten, gesundheitsfördernde Gewohnheiten und die Ernährung eine große Rolle dabei spielen, ob Sie Typ-2-Diabetes entwickeln oder nicht. Groß angelegte Studien wie etwa das Diabetes Prevention Program (DPP; Programm zur Vorbeugung von Diabetes) haben bewiesen, dass Vorbeugung durch richtiges Essen, sportliche Betätigung und andere maßvolle Veränderungen der Lebensweise häufig möglich ist. Erwachsene im DDP vermindern ihr Risiko, Typ 2 zu bekommen, um mehr als die Hälfte, wenn sie an fünf Tagen pro Woche dreißig Minuten sportlich aktiv sind und ihre Ernährung umstellen. Das beweist, dass in manchen Fällen eine gesunde Lebensweise die genetischen Anlagen überwinden kann.

Hypertonie, Cholesterinwerte und/oder Vorgeschichte von Herz-Kreislauf-Erkrankungen

Hypertonie oder ein Blutdruck von 140/90 mmHG oder höher ist ein bekanntes Risiko für die Entwicklung von Typ-2-Diabetes und außerdem ein häufig auftretendes Begleitsymptom der Krankheit. Eine groß angelegte Studie von über 12.000 Patienten, die im *New England Journal of Medicine* veröffentlicht wurde, fand heraus, dass Menschen mit diagnostizierter Hypertonie zweieinhalb Mal eher Typ-2-Diabetes bekamen als Personen mit normalen Blutdruckwerten.

Herz-Kreislauf-Erkrankungen und Diabetes

Mindestens 68 Prozent der Diabetespatienten, die 65 Jahre alt und älter sind, sterben an derselben Herzkrankheit; 16 Prozent sterben an einem Schlaganfall. Erwachsene mit Diabetes sterben mit höherer Wahrscheinlichkeit an einer Herzkrankheit als Erwachsene, die nicht an Diabetes leiden.

Diese Studie und ähnliche Untersuchungen haben außerdem einen Zusammenhang zwischen Betablockern, einem Medikament zur Behandlung von Bluthochdruck, und einem erhöhten Risiko für Typ-2-Diabetes festgestellt. Mit Triglyceridwerten von mehr als 250 mg/dl und oder mit HDL-Werten (»gutes Cholesterin«) unter 35 mg/dl sind Sie einem erhöhten Risiko für Typ-2-Diabetes ausgesetzt. HDL funktioniert als ein Schmiermittel für das Kreislaufsystem und transportiert die anderen Lipide (Triglyceride und LDL-Cholesterin) durch die Blutgefäße und zur Leber, um den Stoffwechsel einzuleiten. HDL trägt dazu bei, die Bildung fettreicher Ablagerungen zu verhindern, die sonst die Arterien verstopfen könnten, was wiederum zu Arteriosklerose und folglich zu hohem Blutdruck führt. Auch erhöhe Triglyceridwerte werden mit einem erhöhten Risiko für Typ-2-Diabetes in Verbindung gebracht. Außerdem gibt es eine enge Beziehung zwischen Diabetes und Herz-Kreislauf-Erkrankungen, weil Diabetiker häufig Beschwerden haben, die sie für Herz-Kreislauf-Erkrankungen wie Bluthochdruck, anormale Cholesterinwerte und Adipositas anfällig machen.

Schwangerschaftsdiabetes und perinatale Risikofaktoren

Frauen mit Schwangerschaftsdiabetes (GDM; Gestationsdiabetes mellitus) haben ein erhöhtes Risiko, Typ-2-Diabetes zu bekommen. Fünf bis zehn Prozent der Frauen mit GDM werden Typ-2-Diabetes nach den Wehen und nach der Entbindung aufweisen. Und Frauen mit einer GDM-Geschichte entwickeln mit einer 40-60-prozentigen Wahrscheinlichkeit Typ-2-Diabetes innerhalb von fünf bis zehn Jahren nach der Geburt, während danach ein 70-prozentiges Risiko besteht. Ein Baby zur Welt zu bringen, das mehr als neun Pfund wiegt, wird ebenfalls als ein Risikofaktor für eine spätere Entwicklung von Typ-2-Diabetes eingestuft. Mehrere Studien haben Geburtsgewichte (über 4.000 Gramm oder 8,8 Pfund) mit Typ-2-Diabetes in Verbindung gebracht.

Nachuntersuchungen

Frauen, die eine Schwangerschaftsdiabetesgeschichte haben, sollten darauf achten, sich regelmäßig auf Diabetes testen zu lassen (alle drei Jahre, wenn die Glukosewerte nach der Geburt normal sind, und jährlich bei nicht normalen Werten).

Risiken aufgrund von Gewicht und KMI

Adipositasraten sind in den vergangenen Jahrzehnten ständig gestiegen. Das CDC schätzt, dass über 36 Prozent der U.S.-amerikanischen Erwachsenen adipös sind.[2] Außerdem lebt eine wachsende Zahl von Kindern und Jugendlichen mit Gewichtsproblemen. Dem National Health and Nutrition Examination Survey (NHANES) von 2009-2010 zufolge – einer Studie zur Erhebung des Gesundheits- und Ernährungszustand der U.S.-Bevölkerung – werden mehr als 18 Prozent der Jugendlichen über zwölf Jahren, 18 Prozent der Sechs- bis Elfjährigen und zwölf Prozent der Kinder zwischen zwei und fünf Jahren als übergewichtig betrachtet.[3] Für Kinder und Erwachsene gilt das Gleiche: Übergewicht oder Adipositas ist ein hauptsächlicher Risikofaktor für die Entwicklung von Prädiabetes und Typ-2-Diabetes. Das amerikanische Ministerium für Gesundheitspflege und Soziale Dienste (HHS) berichtet, dass mehr als 80 Prozent der Personen mit Typ-2-Diabetes klinisch übergewichtig sind.[4]

Übergewicht/Adipositas und Insulinresistenz

Zu viel Fett erschwert es dem Körper, sein eigenes Insulin zu benutzen, um Blutzucker zu verarbeiten und ihn auf den normalen Blutspiegel herunterzubringen. Die Einzelheiten sehen wie folgt aus:

- Übergewichtige Personen haben weniger verfügbare Insulinrezeptoren. Im Vergleich zu Muskelzellen haben Fettzellen weniger Insulinrezeptoren, während sich das Insulin mit der Zelle

2 Laut einer Statistik des Robert-Koch-Instituts sind in Deutschland ein Viertel der Erwachsenen adipös (23 % der Männer und 24 % der Frauen). Vgl.: https://www.rki.de/DE/Content/Gesundheitsmonitoring/Themen/Uebergewicht_Adipositas/Uebergewicht_Adipositas_node.html

3 In Deutschland sind 8,7 % der Kinder und Jugendlichen zwischen 3 und 17 Jahren übergewichtig, 6,3 % sind adipös. Vgl.: https://www.bundesgesundheitsministerium.de/themen/praevention/kindergesundheit/praevention-von-kinder-uebergewicht.html

4 In Deutschland schätzt man, dass über 90 % der Diabetes-Typ-2-Patienten übergewichtig oder adipös sind. Vgl.: https://www.diabetesde.org/pressemitteilung/adipositas-staerkster-risikofaktor-diabetes-typ-2-0

verbindet und sie »entsperrt«, um Glukose zu Energie zu verarbeiten.

- Bei mehr Fett benötigt man mehr Insulin. Die Bauchspeicheldrüse produziert allmählich immer größere Mengen Insulin, um die Körpermasse zu versorgen, sodass sich folglich die Insulinresistenz in einen Teufelskreis verwandelt.
- Überschüssiger Blutzucker muss als Fett gespeichert werden, während überschüssiges Fett eine weitere Insulinresistenz fördert. Fettzellen geben freie Fettsäuren (FFS) ab. Während einer Lipolyse (Abbau von Fett in den Zellen) werden freie Fettsäuren in den Blutkreislauf ausgeschüttet und beeinträchtigen den Glukosestoffwechsel. Bauchfett scheint höhere FFS-Werte freizusetzen.

Leptin und Leptinresistenz

Leptin ist ein Hormon in Fettzellen, das den Stoffwechsel von Fettsäuren unterstützt. Obendrein hat es einen wichtigen Hinweis auf die Beziehung zwischen Adipositas und Typ-2-Diabetes geliefert. Das 1995 von Forschern der Rockefeller University entdeckte Leptin (nach dem griechischen *leptos*, was »dünn« bedeutet) spielt eine Rolle beim Senden eines Sättigungssignals – »alles voll« – an das Gehirn, um mit dem Essen aufzuhören, wenn das Körperfett ansteigt. Wenn das Körperfett nicht ausreicht, wird ein Signal für »leer« gesendet. Offenbar kann eine Form der Leptinresistenz zu einer Situation führen, in der die Fettsäuren abgelagert statt verstoffwechselt werden, was zu einer möglichen Insulinresistenz führt. Leptin könnte auch eine Rolle dabei spielen, der Leber zu signalisieren, die gespeicherte Glukose auszuschütten.

KMI	19	20	21	22	23	24	25	26	27	28	29	30	31	32	33	34	35	36	37	38	39
Größe (cm)	Körpergewicht (Kilogramm)																				
147	41	43	45	47	50	52	54	56	58	60	62	64	67	69	71	73	75	77	80	81	84
150	42	45	47	49	51	54	56	58	60	62	64	67	69	71	73	76	78	80	83	85	87
152	44	46	58	50	53	55	58	60	62	64	67	69	71	73	76	78	81	83	85	87	90
155	45	48	50	52	55	57	59	62	64	67	69	71	74	76	78	81	83	86	88	90	93
157	47	49	52	54	57	59	61	64	66	69	71	74	76	79	81	84	86	88	91	93	96
160	48	51	53	56	59	61	63	66	68	71	73	76	79	81	84	86	89	91	94	96	99
163	50	52	55	58	60	63	65	68	71	73	76	78	81	84	86	89	92	94	97	99	102
165	51	54	57	59	62	65	68	70	73	76	78	81	84	86	89	92	95	97	100	102	105
168	53	56	59	61	64	67	70	72	75	78	81	84	86	89	92	95	97	100	103	106	108
170	54	57	60	63	66	69	72	75	77	80	83	86	89	92	95	98	100	103	106	109	112
173	56	59	62	65	68	71	74	77	80	83	86	89	91	95	97	100	103	106	109	112	115
175	58	61	64	67	70	73	76	79	82	85	88	91	94	97	100	103	106	109	112	116	118
178	59	63	66	69	72	75	78	81	85	88	91	94	97	100	103	106	109	112	116	119	122
180	61	64	68	71	74	77	81	84	87	90	94	97	100	103	106	109	112	116	119	122	126
183	63	66	69	73	76	80	83	86	90	93	96	99	103	106	109	113	116	119	122	126	129
185	65	68	72	75	78	82	85	89	92	95	99	102	106	109	113	116	119	122	126	130	133
188	67	70	73	77	81	84	87	91	95	98	101	105	108	112	115	118	122	126	129	133	136
190	68	72	76	79	83	86	90	94	97	100	104	108	112	115	119	122	126	129	133	136	140
193	70	74	77	81	85	89	92	96	99	103	107	111	114	118	122	126	129	133	137	140	144
	Normal						Übergewichtig					Adipös									

Tabelle des Körpermasseindex (KMI)

Ihr persönlicher KMI

Adipositas und Körperfett werden mit dem Körpermasseindex (KMI) gemessen – einer Zahl, die Gewicht im Verhältnis zu ihrer Körpergröße ausdrückt und ein verlässlicher Gradmesser des Gesamtkörperfetts ist (siehe Tabelle oben). Personen mit einem KMI zwischen 25 und 29,9 werden als übergewichtig angesehen; diejenigen mit einem KMI von 30 oder darüber sind adipös. Sie sollten einen KMI von 18,5 bis 24,9 anstreben, der als normal erachtet wird. Für Kinder und Jugendliche von zwei bis 19 Jahren wird der KMI unterschiedlich berechnet. Eine schematische Darstellung nach Lebensjahren vergleicht das Gewicht eines jeden Kindes im Verhältnis zu anderen Kindern desselben Alters und Geschlechts in einer Wachstumstabelle und in

Bezug auf Perzentile (das ist die Position eines Wertes innerhalb der Werte eines Kollektivs). So wiegt beispielsweise ein Mädchen in der 13. Perzentile genauso viel oder mehr als 13 Prozent der Mädchen desselben Alters. Ein gesunder KMI für Kinder ist von der fünften bis zu weniger als der fünfundachtzigsten Perzentile zu finden. Wachstumstabellen, die eingesetzt werden, um KMI-Werte im Kindesalter zu beurteilen, beruhen auf NHANES-Daten und werden von Zentren für Krankheitskontrolle und Prävention (CDC) erstellt. Ein KMI nach Lebensjahren, der in der fünfundneunzigsten Perzentile oder höher gelegen ist, wird als adipös betrachtet, während ein KMI zwischen der fünfundachtzigsten und fünfundneunzigsten Perzentile als übergewichtig gilt.

KLASSIFIZIERUNG VON ÜBERGEWICHT UND ADIPOSITAS DURCH KMI, BAUCHUMFANG UND DES DAMIT VERBUNDENEN RISIKOS FÜR TYP-2-DIABETES, HYPERTONIE UND HERZ-KREISLAUF-ERKRANKUNGEN			
Erkrankungsrisiko im Verhältnis zu normalem Gewicht und Bauchumfang			
	KMI kg/m²	≤ 102 cm für Männer; ≤ 88 cm für Frauen	> 102 cm für Männer; > 88 cm für Frauen
Untergewicht	< 18,5	kein erhöhtes Risiko	kein erhöhtes Risiko
Normal-gewicht	18,5–24,5	kein erhöhtes Risiko	kein erhöhtes Risiko
Übergewicht	25,0–29,9	erhöht	hoch
Adipositas	30,0–34,9	hoch	sehr hoch
Adipositas	35,0–39,9	sehr hoch	sehr hoch

Körperform

Ein apfelförmiger Körper mit überschüssigen Pfunden in der Bauchgegend statt an den Hüften ist ein weiteres Kennzeichen für Insulinresistenz. Tatsächlich empfehlen die Nationalen Gesundheitsinstitute der U.S.A., dass der Bauchumfang als Untersuchungsinstrument verwendet werden sollte, um das Risiko für eine Herzerkrankung und des Typ-2-Diabetes zu beurteilen.

Polyzystisches Ovar-Syndrom und Prädiabetes

Das polyzystische Ovar-Syndrom (PCOS) betrifft annähernd 5 bis 10 Prozent der amerikanischen Frauen. PCOS wird als eine Gruppierung von Gesundheitsproblemen bei der Fortpflanzung definiert. Gekennzeichnet ist sie durch polyzystische (»viele Zysten«) Eierstöcke, unregelmäßige Menstruationszyklen, Unfruchtbarkeit und Adipositas. Es ist die häufigste Ursache für unregelmäßige Menstruationszyklen und für Unfruchtbarkeit. Die meisten Frauen mit PCOS haben Insulinresistenz und Hyperinsulinismus. Hyperinsulinismus bedeutet, dass routinemäßig große Mengen Insulin produziert werden, um die Insulinresistenz zu bekämpfen. Wie beim Stoffwechselsyndrom löst eine Überproduktion von Insulin einen Zyklus rascher Gewichtszunahme aus. Manche Frauen mit PCOS haben darüber hinaus das Stoffwechselsyndrom und eventuell auch weitere Symptome wie Acanthosis nigricans (dunkle Hautflächen), Akne, Gesichtsbehaarung oder Kopfhaarausfall. Eine Frau mit PCOS kann Prädiabetes oder Typ-2-Diabetes bekommen. Andere mit PCOS in Verbindung stehende Beschwerden können mit obstruktiver Schlafapnoe, Depression oder Schilddrüsenunterfunktion einhergehen.

Andere Risikofaktoren

Andere Risikofaktoren, die möglicherweise einen Bezug zu Gewicht und Prädiabetes oder Diabetes haben, sind eine passive Lebensweise und unzureichender Schlaf. Sportliche Betätigung, selbst auf einem mäßigen Niveau, reduziert die Blutzuckerwerte und trägt dazu bei, das Gewicht zu kontrollieren. Personen mit sitzendem Lebensstil, die sich weniger als drei Mal pro Woche sportlich betätigen, bekommen mit größerer Wahrscheinlichkeit Typ-2-Diabetes als jene, die aktiver sind.

Es besteht auch die Möglichkeit, dass zu wenig oder zu viel Schlaf eine Rolle bei der Entwicklung von Diabetes spielt. Eine aktuelle Durchsicht mehrerer Studien zur Auswirkung von Schlaf zeigten, dass das geringste Risiko für Typ-2-Diabetes bei denjenigen gefunden wurde, die 7-8 Stunden pro Nacht schlafen, und dass etwas weniger oder mehr Schlaf das Risiko erhöhen kann. Mögliche Mechanismen für eine Beziehung zu kurzer Schlafdauer könnten vermehrte Nahrungsaufnahme, Störungen des Hormonhaushalts, des Stoffwechsels, der Glukosetoleranz und der Insulinempfindlichkeit sein. Eine längere Schlafdauer hingegen könnte mit weniger körperlicher Aktivität und mehr Entzündungen im Körper in Zusammenhang stehen. Um zu besseren und spezifischeren Ergebnissen zu gelangen, muss zu diesem Thema in jedem Fall noch mehr geforscht werden.

Wichtig ist, dass Sie Folgendes bedenken: Der signifikanteste Indikator Ihres Risikos für Typ-2-Diabetes ist ein diagnostizierter Prädiabetes. Da aber die große Mehrheit der Leute mit Prädiabetes ohne Diagnose bleibt, sollte man unbedingt die anderen geläufigen Risikofaktoren für Typ-2-Diabetes identifizieren und beurteilen.

Erkennen Sie Ihr Risiko *und* die Symptome

Neben den Risikofaktoren für Prädiabetes und Diabetes sollten Sie ebenso mit den Symptomen vertraut zu sein, die möglicherweise auf diese Erkrankungen hinweisen. Die mit Prädiabetes verbundenen Symptome können gar nicht vorhanden oder von anderen Ursachen nicht unterscheidbar sein. Frühe Symptome von Prädiabetes sind in der Tat so gewöhnlich, dass viele Menschen sie kaum bemerken oder glauben, dass das, was sie fühlen, ganz »normal« sei.

Die Symptome können schwach sein und die täglichen Aktivitäten kaum beeinträchtigen. Allerdings tauchen gelegentlich Warnhinweise auf, die mit Typ-2-Diabetes in Verbindung gebracht werden, wie zum Beispiel:

- Zunehmender Durst
- Häufiges Wasserlassen
- Müdigkeit, die durch mehr Schlaf nicht abnimmt
- Verschwommene Sicht, die kommen und gehen kann
- Acanthosis nigricans (Verdunkelung der Haut in bestimmten Bereichen wie Nacken, Achselhöhlen, Ellbogen, Knien oder Knöchel)

Vielleicht haben Sie mehrere dieser Symptome, bevor Sie allmählich erkennen, dass etwas nicht stimmt.

Prädiabetes in bestimmten Lebens- und Altersstufen: Schwangerschaft und Kinder

Prädiabetes betrifft nicht nur Erwachsene. Er kann auch bei schwangeren Frauen und Kindern auftreten. Die folgenden Abschnitte erklären Ihnen die Risikofaktoren, Untersuchungen und Diagnoseverfahren von Prädiabetes während der Schwangerschaft und bei Kindern.

Schwangerschaft und Prädiabetes

Die Schwangerschaft ist ein Lebensabschnitt, in dem die meisten Frauen hoch motiviert sind, sehr gut auf sich zu achten. Sie tun dies, weil sie das Bestmögliche für ihr Baby wollen. Für eine Frau mit Prädiabetes oder Gestationsdiabetes (GDM; Schwangerschaftsdiabetes) ist eine gute Selbstpflege besonders wichtig und notwendig, um Geburtskomplikationen zu vermeiden und sowohl die eigene Gesundheit als auch die des Kindes nicht zu gefährden. Wenngleich es Unterschiede zwischen Prädiabetes und Schwangerschaftsdiabetes gibt, sollten Sie daran denken, dass es eine eindeutige Verbindung zwischen den beiden Erkrankungen gibt.

Die diagnostischen Kriterien für Diabetes beginnen gewöhnlich mit einem Nüchternblutzucker zwischen 100-125 mg/dl bei mehr als einem Test. Bekommt eine Frau zu Beginn ihrer Schwangerschaft Prädiabetes, erhöht sich ihr Risiko, Gestationsdiabetes zu bekommen. Umgekehrt sind Frauen mit einer GDM-Geschichte während ihrer Schwangerschaft einem erhöhten Risiko ausgesetzt, nach der Entbindung und in Zukunft Prädiabetes oder Typ-2-Diabetes zu entwickeln.

Gestationsdiabetes

Etwa 2 bis 10 Prozent aller schwangeren Frauen bekommen Gestationsdiabetes. Er wird häufiger bei Frauen diagnostiziert, die zu Schwangerschaftsbeginn älter oder übergewichtig sind oder während einer früheren Schwangerschaft Gestationsdiabetes hatten. Gestationsdiabetes tritt auf, wenn bestimmte Hormone aus der Plazenta die normale Insulintätigkeit der Frau beeinträchtigen. Hormonelle Störung erzeugt Insulinresistenz, sodass die Fähigkeit des Körpers, sein eigenes Insulin zur Regulierung des Blutzuckers zu verwenden, stark reduziert ist. Die Bauchspeicheldrüse, die Insulin produziert, kann nicht genügend Insulin erzeugen, um die Insulinresistenz zu korrigieren. Hohe Blutzuckerwerte sind die Folge. Jede schwangere Frau wird zwischen der vierundzwanzigsten und achtundzwanzigsten Schwangerschaftswoche auf Gestationsdiabetes untersucht. Im Allgemeinen ist das der Zeitpunkt, zu dem der Gestationsdiabetes zutage tritt. Frauen mit Glukoseanomalien wie Prädiabetes oder einer früheren GDM-Geschichte werden womöglich zu einem früheren Zeitpunkt getestet.

Die Untersuchung besteht aus der Messung des mütterlichen Blutzuckers, eine Stunde, nachdem sie 50 Gramm Glukose zu sich genommen hat. Ein Blutzuckergehalt von 140 mg/dl oder weniger wird als normal betrachtet. Sollte der Wert höher sein, werden weitere Tests durchgeführt. Bei einer zweiten Testrunde werden 100 Gramm Glukose verzehrt, und der Blutzucker wird auf nüchternen Magen und über die nächsten zwei oder drei Stunden stündlich neu gemessen. Höhere Werte als die folgenden weisen auf Gestationsdiabetes hin:

- Nüchtern: 92 mg/dl
- Eine Stunde: 180 mg/dl
- Zwei Stunden: 155 mg/dl
- Drei Stunden: 140 mg/dl

Selbst unter normalen Umständen ist die Schwangerschaft eine anstrengende Zeit für den Körper. Neben dem normalen Stress einer Schwangerschaft bedeutet ein Prädiabetes ein viel höheres Risiko für Gestationsdiabetes. Falls Sie Prädiabetes haben und planen, schwanger zu werden, sollten Sie zunächst Ihren Prädiabetes unter Kontrolle bekommen. Besprechen Sie Ihren Kinderwunsch mit Ihrem Arzt und folgen Sie den Empfehlungen, wie Sie vor der Schwangerschaft gesünder werden können. Vielleicht ist es eine gute Idee, Ihren Blutzucker mehrmals pro Woche zu überwachen. Ihr Arzt sollte außerdem Ihr Hämoglobin A1c überprüfen, um festzustellen, ob Ihr Prädiabetes gut kontrolliert ist. Falls die Diagnose Gestationsdiabetes lautet, müssen Sie eng mit Ihrem Arzt und wahrscheinlich mit einem staatlich anerkannten Ernährungsberater zusammenarbeiten, um einen individualisierten Behandlungsplan auszuarbeiten. Dieser beinhaltet dann Veränderungen Ihrer Lebensweise in puncto Ernährung und sportlicher Betätigung.

Ich bin schwanger und habe Prädiabetes – was nun?

Wenn Sie bereits schwanger sind und Prädiabetes haben, heißt das nicht zwangsläufig, dass sie Gestationsdiabetes bekommen. Ergreifen Sie die Initiative und verbessern Sie Ihre Lebensgewohnheiten sofort. Manche Gewohnheiten, die wir später noch besprechen, können hilfreich sein. Zunächst aber müssen Sie Ihren Arzt und Ihren Ernährungsberater zu Rate ziehen, sich eine individuelle Ernährung aneignen und einen Bewegungsplan entwickeln, der sicher und gut für Sie ist. Wenn Sie während der Schwangerschaft Ihre Gewichtszunahme unter Kontrolle bekommen, minimieren Sie damit die Gefahr, Gestationsdiabetes zu entwickeln. Folgen Sie den ärztlichen Empfehlungen für die richtige Gewichtszunahme während Ihrer Schwangerschaft. Hier sind empfohlene Richtlinien für eine Gewichtszunahme auf der Grundlage Ihres Gewichts zu Beginn der Schwangerschaft:

- Untergewicht: 12,7–18,2 Kilo
- Normalgewicht: 11,4–15,9 Kilo
- Übergewicht: 6,8–11,4 Kilo
- Adipös: 5,0–9,0 Kilo

Nach der Entbindung

In den meisten Fällen endet bei Frauen, die Gestationsdiabetes hatten, die Krankheit mit der Geburt des Kindes: Die mütterlichen Hormone, die die Insulinproduktion beeinträchtigten und den Blutzucker erhöhten, werden nicht mehr produziert. Doch noch einmal sei erwähnt, dass Frauen mit einer Gestationsdiabetes-Vergangenheit zu einem späteren Zeitpunkt ihres Lebens anfällig für Prädiabetes und Typ-2-Diabetes sein können.

Eine Frau mit Prädiabetes vor oder während ihrer Schwangerschaft kann, muss aber nicht zwangsläufig später Prädiabetes entwickeln. Das Resultat in dieser Situation hängt von bestimmten Variablen ab wie zum Beispiel der Höhe der Gewichtszunahme, der Ernährung, sportlicher Betätigung oder vom Wert der Glukosekontrolle während der Schwangerschaft.

Wenn Sie während der Schwangerschaft mit Prädiabetes oder Gestationsdiabetes zu tun hatten, erfordert die Entscheidung, Typ-2-Diabetes zu verhindern, nach der Entbindung Ihres Babys ein gewisses Maß an Wachsamkeit. Ein großartiger Anfang ist, wenn Sie die gesundheitsfördernden Gewohnheiten annehmen, die später im Buch erwähnt werden. Wenn Sie mit einem gesunden Lebensstil am Ball bleiben, sind Sie auf einem guten Weg, im Rahmen Ihrer Möglichkeiten, einen späteren Typ-2-Diabetes abzuwenden.

Kinder und Jugendliche mit Prädiabetes

Mit dem medizinischen Fortschritt in den letzten Jahrzehnten ist für jede nachfolgende Generation eine Verlängerung der Lebensspanne eingetreten. Doch dies könnte sich ändern. Denn nach langer Zeit ist es heute wieder möglich, dass Kinder Gesundheitsprobleme oder chronische Krankheiten zu einem früheren Zeitpunkt ihres Lebens entwickeln als noch ihre Eltern oder Großeltern. Ein früherer Beginn einer chronischen Krankheit könnte eine Verringerung der Lebenserwartung der jüngeren Generation bedeuten. Das gehäufte Auftreten von Adipositas und Prädiabetes bei unseren Kindern spielt in dieser unglücklichen Entwicklung eine wichtige Rolle.

Vor dreißig Jahren war es ungewöhnlich, dass ein Kind unter Prädiabetes oder Diabetes litt. Heute begegnen Mediziner nicht nur Kindern und Heranwachsenden mit Prädiabetes, sie diagnostizieren und behandeln auch Typ-2-Diabetes in derselben Bevölkerungsgruppe. Typ-2-Diabetes wurde früher als Altersform von Diabetes betrachtet und nicht als Form von Diabetes, die Kinder oder Jugendliche betraf. Den Daten des National Diabetes Fact Sheet (Nationales Diabetes-

Merkblatt) von 2007 zufolge gab es zu diesem Zeitpunkt rund zwei Millionen Jugendliche (oder einen von sechs übergewichtigen Jugendlichen) mit Prädiabetes.

Kinder und Jugendliche sind einem höheren Risiko für Prädiabetes ausgesetzt, wenn

- sie übergewichtig oder adipös sind (mit einem KMI, der größer ist als die fünfundachtzigste Perzentile für Alter und Geschlecht, ein auf die Größe bezogenes Gewicht, das größer ist als die fünfundachtzigste Perzentile oder ein Gewicht, das um 120 Prozent größer ist als das Ideal für die Körpergröße)
- sie ein Elternteil, Geschwister oder einen anderen engen Verwandten mit Typ-2-Diabetes haben
- sie nicht genug körperliche Aktivität bekommen
- sie amerikanische Ureinwohner, Afroamerikaner, Amerikaner asiatischer Herkunft oder Hispanoamerikaner sind.

Es ist nicht möglich, den genetischen oder familiären Hintergrund zu verändern. Ein gesundes Gewicht aber und die Ausübung körperlicher Betätigung sind zwei Faktoren, für die Sie und Ihr Kind die Verantwortung übernehmen können. Es ist viel einfacher, ein kleines Problem zu korrigieren, bevor es zu einem großes Problem wird. Falls Ihr Kind zu viel zunimmt, sollten Sie dringend etwas unternehmen, um dies so bald wie möglich zu stoppen. Selbst wenn Ihr Kind keine Anzeichen für Prädiabetes zeigt, sind ein gesundes Gewicht und eine angemessene Aktivität außerordentlich wichtig, um diesem Leiden vorzubeugen.

Die Rolle des KMI bei Kindern

Viele Jahre lang verließen sich Ärzte auf die Messungen von Größe und Gewicht, um das Wachstumsmuster eines Kindes zu bewerten.

Größe und Gewicht werden normalerweise während der jährlichen ärztlichen Untersuchung kontrolliert. Eine andere Möglichkeit, um festzustellen, ob ein Kind ein gesundes Gewicht hat, ist die Errechnung seines Körpermasseindex (KMI). Der KMI ist eine Berechnung, die Größe und Gewicht benutzt, um einzuschätzen, wie viel Körperfett eine Person hat. Die KMI-Berechnung für Kinder wird nicht auf dieselbe Weise interpretiert wie normale KMI-Werte für Erwachsene. Wenngleich die zur Bestimmung des KMI verwendete mathematische Methode dieselbe ist, wird der KMI eines Kindes mit den typischen Werten für andere Kinder desselben Alters und Geschlechts verglichen. Für Kinder im Alter zwischen zwei und 19 Jahren wird ein KMI, der geringer ist als die fünfte Perzentile, als untergewichtig betrachtet, während ein KMI über der fünfundneunzigsten Perzentile als adipös gilt. Ein KMI zwischen der fünfundachtzigsten und fünfundneunzigsten Perzentile wird als übergewichtig eingestuft.

Überprüfen Sie den KMI Ihres Kindes und die KMI-Perzentile

Sie können Ihren Arzt bitten, ihn zu bestimmen, oder Sie machen es auf dieser Website: https://www.bmi-rechner.biz/kinder.html selbst. Um diesen Rechner zu benutzen, müssen Sie Größe, Gewicht und Geschlecht eingeben.

Wenn der KMI Ihres Kindes Übergewicht anzeigt, sollten Sie daran denken, dass es sich noch im Wachstum befindet. In manchen Fällen kann ein übergewichtiges Kind aus der Übergewichtskategorie hinauswachsen, wenn es größer und älter wird. Aufgrund des Wachstums ist es wichtig, den KMI Ihres Kindes regelmäßig zu überprüfen, um festzustellen, ob er sich verbessert oder verschlechtert hat. Wenn Kinder oder Jugendliche in den Kategorien Übergewicht oder Adipositas bleiben, sollte eine Untersuchung auf Prädiabetes und Diabetes folgen. So eine Untersuchung ist vor allem dann wichtig, wenn zusätzliche Risikofaktoren wie ein häufiger Diabetes in der Familie oder eine bestimmte ethnische Zugehörigkeit vorliegen.

Die Labortests zur Untersuchung von Kindern und Jugendlichen auf Prädiabetes und Diabetes sind dieselben, die für Erwachsene verwendet werden. Ein Nüchternblutzucker (kein Essen mehr nach Mitternacht) sollte unter 100 mg/dl liegen. Manche Ärzte ziehen den Glukosetest vor, wenn sie Kinder untersuchen. Auf der Grundlage seines Körpergewichts nimmt das Kind eine spezielle Menge Glukose ein, und der Blutzucker wird zwei Stunden später kontrolliert. Ein gesundes Kind wird nach zwei Stunden ein Ergebnis von weniger als 140 mg/dl haben. Ein Blutzuckerspiegel zwischen 140 und 199 mg/dl wird als Prädiabetes eingestuft, während ein Blutzucker von 200 mg/dl oder höher ein Hinweis auf Typ-2-Diabetes ist. Wenn der Hämoglobin A1c-Test verwendet wird, zeigt ein Ergebnis von 5,7-6,4 Prozent Prädiabetes an.

Was Sie tun können, wenn Ihr Kind Prädiabetes hat

So erschütternd die Nachricht auch sein mag: Prädiabetes bei Kindern lässt sich gut behandeln und ist mit dem richtigen Plan sogar umkehrbar. Beruhigen Sie Ihr Kind und versichern Sie ihm, dass Sie ihm helfen. Es ist wichtig, Ihrem Kind verständlich zu machen, dass bestimmte Veränderungen beim Essen und die Gewöhnung an sportliche Betätigung nötig sind, um künftigen Gesundheitsproblemen vorzubeugen. Gleichzeitig sollten Sie diese Information so vermitteln, dass Ihr Kind keine Angst bekommt oder übermäßig besorgt über sein Leiden ist.

Um die Lebensweise erfolgreich zu verbessern, müssen die Veränderungen zur Familienangelegenheit werden. Das heißt, Sie und die anderen Familienmitglieder müssen unterstützend mitwirken und die notwendigen neuen Lebensgewohnheiten ebenfalls annehmen. Erwarten Sie nicht von Ihrem Kind oder Teenager, dies allein anzugehen, während die anderen Haushaltsmitglieder sich weiterhin unzulänglich ernähren und schlechte Angewohnheiten pflegen. Wenn Ihr Kind das Gefühl hat, ausgesondert zu sein, werden Sie wahrscheinlich auf Widerstand stoßen. Viele der in diesem Buch erwähnten gesundheitsfördernden Gewohnheiten werden im Familienverbund hilfreich sein, aber Sie sollten zuerst mit dem Arzt und dem Ernährungsberater Ihres Kindes sprechen, bevor Sie irgendeine Veränderung angehen.

Es ist wichtig, Ihr Kind dazu zu motivieren, aktiv zu werden und sich in den Wandlungsprozess einzubringen. Es wird die Veränderungen wahrscheinlich eher »absegnen«, wenn es in einige der Entscheidungsprozesse einbezogen wird und nicht nur Anweisungen bekommt, was es tun soll. Lassen Sie zum Beispiel Ihr Kind selbst entscheiden, welchen gesunden Snack es nach der Schule essen möchte, statt ihm einfach etwas vorzusetzen. Auch wenn der Lebensmitteleinkauf mit Kindern länger dauert, ist es trotzdem lohnenswert, Ihr Kind hin und wieder mitzunehmen. Einkaufstouren können dazu beitragen, dass Ihr Kind etwas über verschiedene Nahrungsmittelangebote erfährt. Sie bieten ihm nebenbei auch die Gelegenheit, sich für gesunde Lebensmittel zu entscheiden. Als Eltern ist es Ihr wichtigster Job, mit gutem Beispiel voranzugehen. Ein gesunder Lebensstil ist da keine Ausnahme. Von klein auf lernen Kinder durch Beispiel und ahmen das Verhalten ihrer Eltern nach. So können beispielsweise Eltern, die kein Gemüse essen, kaum erwarten, dass ihr Kind es plötzlich selbst aus freien Stücken isst! Gewöhnen Sie sich selbst an eine gesunde Lebens- und Ernährungsweise, wie wir Sie Ihnen in diesem Buch vorschlagen. Dann haben Sie eine viel größere Chance, dass Ihr Kind Ihrem guten Beispiel folgt.

Was Sie im Umgang mit Kindern beachten sollten

Inzwischen verstehen Sie, wie wichtig es ist, Ihrem Kind so bald wie möglich dabei zu helfen, sich gesund zu ernähren und sportlich aktiv zu werden. Die meisten von uns (Ihr Kind gehört dazu) haben Essgewohnheiten etabliert, die schwer aufzugeben sind. Ganz allmählich Mittel und Wege zu finden, sich vernünftiger zu ernähren, erfordert Zeit und Geduld. Dasselbe gilt für mehr Aktivität und sportliche Betätigung. Ein Kind, das passive Tätigkeiten wie Fernsehen bevorzugt, wird Zeit brauchen, sich an tägliche körperliche Aktivitäten zu gewöhnen. Alte Gewohnheiten sind schwer aufzugeben, und ohne tägliche Einübung neuer Gewohnheiten wird man leicht aus der Bahn geworfen oder nimmt altes Verhalten wieder auf. Erfolg stellt sich ein, wenn man mit kleinen Veränderungen beginnt und sich neues Verhalten aneignet, bevor man sich weiteren Herausforderungen stellt. Eine oder zwei positive Veränderungen auf einmal sind realistisch und bewahren Ihr Kind davor, überfordert zu sein. Lassen Sie sich nicht entmutigen, wenn Ihr Kind oder Teenager nicht sofort alle seine schlechten Gewohnheiten ablegt. Selbst Erwachsene haben mit der Veränderung Ihrer Lebensweise zu kämpfen und müssen es immer wieder versuchen. Ihre Aufgabe ist es, Ihr Kind zu ermutigen, damit es immer wieder neu beginnt.

Letztlich wollen Kinder und Jugendliche von Gleichaltrigen akzeptiert werden. In gewisser Hinsicht verstehen sie, dass sie mit ihrem Übergewicht oder ihren Gesundheitsproblemen Schwierigkeiten haben könnten, Freundschaften zu entwickeln, beim Sport mitzuhalten oder an sozialen Aktivitäten teilzuhaben. Gesundheitsfördernde Gewohnheiten werden Ihrem Kind helfen, mehr Selbstvertrauen und Kontrolle über sein eigenes Wohlbefinden zu gewinnen, was positive Auswirkungen auf andere Lebensbereiche Ihres Kindes haben kann.

Behandlungsansätze

Vielfältige langfristige und groß angelegte Untersuchungen haben gezeigt: Die beste Möglichkeit, um das Fortschreiten von Prädiabetes zu Diabetes bei Menschen mit entsprechendem Risiko zu verhindern, besteht in intensiven Veränderungen der Lebensweise und der Beibehaltung dieser Veränderungen über einen längeren Zeitraum. Eine gute Ernährung, regelmäßige Aktivität und Abnehmen (bei denen, die übergewichtig oder adipös sind) gelten immer noch als der beste und vorrangigste Ansatz.

Der größte Teil dieses Buches widmet sich der Diskussion gesundheitsfördernder Gewohnheiten, die auf diesen Kernprinzipien und anderen wichtigen Umständen des Lebensstils beruhen und die der Vorbeugung von Diabetes und einem langen Leben dienen können. Aber vielleicht fragen Sie sich, ob es noch andere Behandlungsmethoden gibt, womöglich auch Medikamente, die eingesetzt werden können, um Prädiabetes zu behandeln oder ihm vorzubeugen. Deshalb ist es zunächst wichtig, kurz die neueste Forschung und die Entwicklungen im Bereich des Prädiabetes zu erwähnen.

Medikamente für Prädiabetes?

Gegenwärtig gibt es keine von der Arzneimittelbehörde zugelassene Medikamente zur Behandlung von Prädiabetes, sodass zumeist Veränderungen der Lebensweise empfohlen werden. In den letzten Jahren ist jedoch das orale Medikament Metformin auf sein Potenzial hin untersucht worden, Prädiabetes zu bändigen und sein Fortschreiten zu verhindern. Metformin gehört zu einer Klasse von Arzneimitteln, die Biguanide genannt werden. Es ist viele Jahre lang als vorrangiges Mittel zur Behandlung von Diabetes verwendet worden. Es hilft, den Blutzuckerspiegel zu senken, indem es verhindert, dass die Leber überschüssige Glukose freisetzt. Metformin hilft darüber hinaus dem Muskel und den Fettzellen, empfindlicher auf das dem Körper zur Verfügung stehende Insulin zu reagieren.

Das Programm zur Vorbeugung von Diabetes (DPP) war eine große Multi-Center-Studie, die den Gebrauch von Metformin mit Eingriffen in die Lebensweise verglich. Ziel war es, herauszufinden, welche Methode überlegen war, um den Ausbruch von Diabetes bei Personen mit hohem Diabetesrisiko zu verhindern oder zumindest hinauszuzögern. Die Studie zeigte, dass Eingriffe in die Lebensweise am wirksamsten waren und das Vorkommen von Typ-2-Diabetes um 58 Prozent verringerten – verglichen mit den 31 Prozent in der Gruppe, die mit Metformin behandelt worden war. Nachfolgende Studien haben ebenfalls den wichtigen Nutzen von Lebensstilveränderungen gezeigt, die das Risiko erheblich verringerten. Wenngleich im Allgemeinen zuerst Veränderungen der Lebensweise empfohlen werden, wurde durch weitere Analyse festgestellt, dass bestimmte Gruppen neben Veränderungen der Lebensweise von Metformin profitieren. Das geht so weit, dass die jüngste Veröffentlichung *Standards für die Gesundheitsfürsorge bei Diabetes* der American Diabetes Association erklärt, dass die Metformin-Therapie zur Verhinderung von Typ-2-Diabetes in folgenden Fällen in Betracht gezogen werden sollte: Bei Patienten mit Prädiabetes, deren KMI mehr als 35kg/m^2 beträgt und die jünger als 60 Jahre sind; des Weiteren sowohl bei Frauen mit Gestationsdiabetes-Vorgeschichte als auch bei Frauen mit PCOS-Diagnose.

Andere orale und injizierbare Diabetesmedikamente als auch Medikamente zur Gewichtsabnahme haben in Studien zu vielversprechenden Ergebnissen bei der Kontrolle von Prädiabetes geführt. Dennoch ist Metformin heute das am besten untersuchte Medikament, und keines der anderen Produkte ist eigens zur Behandlung der Erkrankung zugelassen worden. Fürs Erste werden Veränderungen der Lebensweise immer noch als die sicherste, kostengünstigste und wirksamste erste Wahl betrachtet, die man ausprobieren sollte.

Beachten Sie den Vitamin B_{12}-Blutspiegel

Während Metformin eines der am längsten verwendeten oral eingenommenen Medikamente für Diabetes mit gutem Sicherheitsprofil ist, kann die langfristige Einnahme zu einem Mangel an Vitamin B_{12} führen. Der Vitamin B_{12}-Blutspiegel sollte in regelmäßigen Abständen bei Personen gemessen werden, die diese Medikamente nehmen; insbesondere, wenn eine Anämie besteht oder bestand oder Nervenschäden vorliegen.

Prädiabetes entgegenwirken: Ihr Handlungsplan

Inzwischen verstehen Sie die möglichen Folgen eines unbehandelten Prädiabetes. Es ist wichtig, einen Handlungsplan zu entwickeln, um die Krankheit in den Griff zu bekommen und sie mit Ihrer unermüdlichen Arbeit rückgängig zu machen. Ihr Handlungsplan wird Ihnen helfen, die Veränderungen Ihrer Lebensweise allmählich zu vollziehen, von einem Tag zum anderen. Den Fortschritt von Prädiabetes aufzuhalten ist äußerst wichtig und notwendig, um Ihre Gesundheit wiederherzustellen. Mit Prädiabetes haben Sie immer noch die Chance, die Weiterentwicklung umzukehren und Typ-2-Diabetes zu verhindern. Selbst wenn Sie später noch Diabetes bekommen sollten, führt eine Verlangsamung des Fortschreitens zu geringeren Komplikationen. Wenn Sie nichts dagegen tun, besteht die Wahrscheinlichkeit, einen voll entwickelten Typ-2-Diabetes zu entwickeln.

Ihr Handlungsplan umfasst viele wichtige Bestandteile, die auf gesundheitsfördernden Gewohnheiten aufbauen und die in den nächsten Kapiteln erörtert werden:

- Stellen Sie Ihre Ernährung um: essen Sie mit Rücksicht auf eine bessere Blutzuckerkontrolle und Gesundheit
- Bewegen Sie sich regelmäßig: körperliche Betätigung für eine bessere Blutzuckerkontrolle und Gesundheit
- Streben Sie ein gesundes Gewicht an (falls sie übergewichtig oder adipös sind); nehmen Sie ab für eine bessere Blutzuckerkontrolle und Gesundheit
- Verringern Sie Stress, schlafen Sie mehr und lieben Sie mehr: entwickeln Sie einen positiven Lebensstil für eine bessere Blutzuckerkontrolle und Gesundheit
- Korrigieren Sie schlechte Gewohnheiten, die Sie zurückwerfen: ersetzen Sie sie durch neue Gewohnheiten, die eine bessere Blutzuckerkontrolle und Gesundheit fördern

Bevor Sie den Handlungsplan und die ihn unterstützenden Gewohnheiten in die Tat umsetzen, sollten Sie zunächst verstehen, was eigentlich Gewohnheiten sind, wie sie sich ausbilden und wie man Verhaltensveränderungen herbeiführen kann. Außerdem ist es bedeutsam, sich die richtigen Ziele zu setzen, um ein gesundes Leben zu führen.

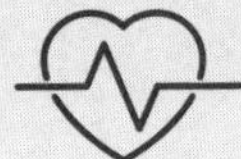
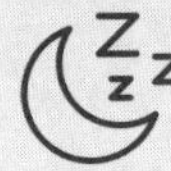

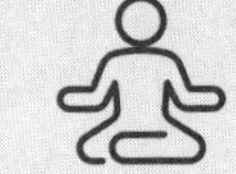

Kapitel 3

Wichtige Hilfsmittel für eine dauerhafte Veränderung des Verhaltens und der Gesundheit

UNSER VERHALTEN HAT einen großen Einfluss auf unsere Gesundheit. Selbst der detaillierteste und umfassendste Lebensführungsplan ist zum Scheitern verurteilt, wenn er nicht ein solides Element der Verhaltensänderung enthält. Ein großer Teil der Verhaltensänderung dreht sich um Ihre Gewohnheiten. Wenn Sie die richtigen Gewohnheiten entwickeln und dabei bleiben, werden Sie Ihre besten Absichten und die erworbene Theorie einer gesunden Lebensweise (etwa Diät zu halten und sich körperlich zu betätigen) in die Praxis umsetzen. Deshalb sollten Sie mehr über Ihre Gewohnheiten erfahren, die Wissenschaft dahinter verstehen und Möglichkeiten entdecken, gesunde, positive Gewohnheiten zu etablieren, denn diese sind in erster Linie für eine dauerhafte Veränderung der Lebensweise verantwortlich.

Was ist eine Gewohnheit?

Gewohnheiten sind zweifellos ein wesentlicher Bestandteil unseres Alltagslebens. Vom Aufstehen am Morgen bis zum Abend, wenn Sie Ihren Kopf aufs Kissen legen um zu schlafen, ist Ihr Tag mit zahllosen Handlungen und Entscheidungen angefüllt, von denen etwa die Hälfte Gewohnheiten sind. Tatsächlich ist das Leben der Menschen (und anderer Lebewesen) überwiegend als ein »Bündel von Angewohnheiten« charakterisiert worden. Diese Definition stammt von William James, einem berühmten Psychologen und Philosophen der Harvard University, der mit seiner Arbeit im späten 19. Jahrhundert einige der frühesten Untersuchungen über die Psychologie und Neurologie von Gewohnheiten durchgeführt hat. Seitdem folgten zahlreiche Studien, die untersuchten, wie Gewohnheiten gebildet und beibehalten werden. Man betrachtete intensiv Gehirnaktivität und Verhaltensweisen und kam zu faszinierenden Ergebnissen.

Während man über eine präzise Definition von Gewohnheit diskutiert hat und sie in einer Vielfalt psychologischer und neurologischer Zusammenhänge beschrieben worden ist, dreht sich die geläufigste Definition der Gewohnheit offenbar um folgendes Konzept: Gewohnheiten sind automatische Verhaltensreaktionen auf umgebungsbedingte Reize oder Auslöser. Die Hirnregion der sogenannten Basalganglien spielt eine wichtige Rolle bei der Entwicklung von Gewohnheiten. Die Basalganglien bestehen aus Neuronengruppierungen, die Nuclei genannt werden und sich an der Basis des Vorderhirns (dem größten Teil des Gehirns) befinden. Diese Neuronengruppe soll für die Auswahl von Handlungen verantwortlich sein, die zur Bildung von Gewohnheiten führen.

Wie bilden sich Gewohnheiten aus?

Es gibt zahlreiche Theorien, wie Gewohnheiten erlernt und geschaffen werden, wie sie sich entwickeln und warum sie sich so hartnäckig halten. Eine der geläufigsten Erklärungen der Gewohnheitsbildung liefert uns Professor Dr. Ann Graybiel an, die intensive Forschung auf dem Gebiet der Gewohnheiten und der Basalganglien durchgeführt hat. Zu ihrer Erklärung gehört diese Folge von Ereignissen:

- Erstens erwirbt man eine Gewohnheit durch Erfahrung(en), was zur Erschaffung und Ausgestaltung von Neuronenverbindungen im Gehirn führt (und als erfahrungsabhängige Plastizität bezeichnet wird).
- Zweitens wiederholt man das Verhalten im Lauf der Zeit, je häufiger man es tut, umso leichter kann es sich festsetzen.
- Drittens wird die Gewohnheit ganz und gar erworben, und man führt sie automatisch aus, ohne dass dafür direkte Aufmerksamkeit oder Konzentration erforderlich sind.
- Viertens wird die Gewohnheit eine Handlungsfolge, die sich tendenziell als Reaktion auf eine bestimmte Situation oder einen Auslösereiz ereignet.

»Gewohnheitstier«: Woher stammt dieser Ausdruck?

Für die weit verbreitete Redewendung »Gewohnheitstier« lässt sich keine genaue Quelle ausmachen, aber frühe prominente Psychologen des späten 19. Jahrhunderts haben Ähnliches geäußert und veröffentlicht. Zum Beispiel: »Der Mensch ist zum größten Teil ein Gewohnheitstier, und viele seiner Handlungen sind mehr oder weniger automatische Reflexe auf die Stimuli seiner Umwelt« (D. Stanley Hall); und »Wenn wir Lebewesen aus einem distanzierten Standpunkt betrachten, ist eines der ersten Dinge, die uns auffallen, dass sie Bündel aus Gewohnheiten sind« (William James).

Laut diesen und anderen ähnlichen Theorien treten Gewohnheiten, sobald sie erlernt, wiederholt und erworben wurden, im Wesentlichen automatisch auf. Aufgaben wie die Zubereitung einer Tasse Kaffee oder das Zähneputzen wurden mühelos in Ihre Alltagsroutine integriert, nachdem Sie sie durch eine Reihe von Schritten erlernt haben, die erhebliche Konzentration und Zeit gekostet haben. Inzwischen üben Sie sie aus, ohne einen Gedanken daran zu verschwenden. Wir verlassen uns auf Gewohnheiten, weil sie uns vielfältige Handlungen im Alltag erlauben, während wir häufig andere Dinge tun. Wir müssen nicht innehalten und können uns voll auf unsere Aufgabe konzentrieren – so sparen wir Zeit und Energie.

Gewohnheitsreize

Ein Reiz ist ein Impuls oder Auslöser, der zu einer Routine wie etwa einer Gewohnheit führt. Reize können extern sein – also aus der äußeren Umgebung kommen – oder intern, also von innen stammen. Beispiele für äußere Reize sind ein Schauplatz, eine Tageszeit oder andere Menschen und Orte. So ist der Kinobesuch ein Auslöser, um Popcorn zu essen, während zu den internen Reizen Stimmung, Denkmuster und Körperempfindungen gehören; wie das Hungergefühl, das Sie veranlasst zu essen.

Die Bedeutung von Gewohnheiten für die Gesundheit

Es ist kein Geheimnis, dass Gewohnheiten entscheidend für die Gesundheit sind. Sie können Ihre Chancen, Wohlbefinden zu erreichen und zu bewahren, erhöhen oder zunichte machen. Vielleicht streben Sie eine ausgewogene Ernährung an, wollen fit bleiben sowie Prädiabetes und weitere Erkrankungen in den Griff bekommen; gleichzeitig wollen Sie Ihre Lebensqualität steigern und möglichst lange leben. Sehr viele Daten belegen, dass schlechte Gewohnheiten wie der erhöhte Konsum von Erfrischungsgetränken und Fastfood sowie geringe körperliche Aktivität mit der Entwicklung chronischer Krankheiten wie Adipositas und Diabetes in Verbindung stehen. Im Gegensatz dazu können gesundheitsfördernde Gewohnheiten wie ein hoher Verzehr von Obst, Gemüse und anderen frischen Lebensmitteln sowie regelmäßige körperliche Betätigung gesundheitlich außerordentlich nutzbringend sein. Sie fördern ein vernünftiges Gewicht und senken das Risiko für Krankheiten wie Krebs und Diabetes. Wenn Sie Ihre aktuellen Gewohnheiten im Blick behalten, entscheiden, was verändert werden muss und dann lernen, wie man positive Gewohnheiten pflegt und negative verringert, sind Sie auf dem besten Weg, Ihren Prädiabetes und Ihre allgemeine Gesundheit in den Griff zu bekommen.

Entscheiden Sie sich für eine Veränderung

Ihre Gewohnheiten zu verändern ist zeitraubend und anstrengend. Um zur Verbesserung Ihrer Gesundheit neue Gewohnheiten anzunehmen und alte loszuwerden, müssen Sie die richtige Denkweise entwickeln. Sie müssen sich in eine Umgebung versetzen, die Veränderungen begünstigt. Zu den häufigen Hindernissen für die Veränderung von Gewohnheiten und Verhaltensweisen gehören:

- noch nicht bereit zu sein
- die benötigten Veränderungen nicht als wichtig zu betrachten
- nicht an sich selbst zu glauben und sich nicht vorstellen zu können, dass eine Veränderung eintreten kann
- kein soziales Hilfsnetzwerk zu haben
- weder einen guten Plan noch das Wissen oder Hilfsmittel zu haben, um die Veränderung stattfinden zu lassen

Versteht man die Stufen der Veränderung und findet heraus, wo in diesem Prozess man gerade steht, kann das bei der Bewältigung potenzieller Blockaden enorm hilfreich sein, sodass Sie den Wandel einleiten können.

Wie Veränderung stattfindet

Es gibt viele Theorien, die sich mit Verhaltensänderungen beschäftigen und Erklärungen dafür finden. Eines der umfangreichsten und weitgehend akzeptierten heute gebräuchlichen Modelle der Verhaltensänderungen wird Transtheoretisches Modell der Veränderung genannt und wurde in den späten 1970er-Jahren von den Psychologen James Prochaska und Carlo DiClemente entwickelt. Es erklärt die wichtigsten Stufen, die eine Person durchläuft, wenn sie eine Entscheidung trifft:

1. Absichtslosigkeit: Sie sind noch nicht bereit, in absehbarer Zeit eine Veränderung herbeizuführen.
2. Absichtsbildung: Sie denken an eine Veränderung und bereiten sich möglicherweise darauf vor, eine Veränderung zu bewirken.
3. Vorbereitung: Sie sind jetzt bereit, den Wandel zu vollziehen und unternehmen die ersten Schritte, um die Veränderung herbeizuführen.
4. Handlung: Sie handeln und verändern dadurch aktiv ein bestimmtes Verhalten.
5. Aufrechterhaltung: Sie haben Veränderungen vorgenommen und es geschafft, sie über sechs Monate hinweg aufrechtzuerhalten.

Machen Sie sich mit dem Veränderungsprozess vertraut

Es ist gut zu wissen, welches Stadium des Wandels Sie gerade durchlaufen. Das kann Ihnen helfen zu erkennen, in welcher Situation Sie sich befinden, wenn es so weit ist, Ihre Gewohnheiten zu verändern.

Außerdem können Sie so erkunden, was Sie brauchen, um voranzukommen. Schauen wir uns ein Beispiel an, das veranschaulicht, was Sie tun können, wenn Sie sich in einem der bestimmten Stadien befunden haben – falls Sie zum Beispiel die Veränderung herbeiführen wollten, Obst statt Süßigkeiten zum Nachtisch zu essen.

Absichtslosigkeitsstadium

Wären Sie im Absichtslosigkeitsstadium, hätten Sie nicht die Absicht, die Süßigkeiten durch Obst zu ersetzen. Wie können Sie nun das nächste Stadium erreichen? Hilfreich und motivierend könnte Folgendes sein: Sie gestehen sich ein, dass Sie der Veränderung zwiespältig gegenüberstehen und es vermeiden, über die möglichen Vorteile von Obst gegenüber Süßem nachzudenken – zum Beispiel die Auswirkungen auf Gewicht und Blutzucker. In diesem Stadium die Hilfe eines Ernährungsberaters oder Verhaltenstherapeuten zu suchen, kann sinnvoll sein, um Ihren aktuellen Zustand zu besprechen und den konkreten gesundheitlichen Nutzen der Veränderung zu verstehen.

Absichtsbildungsstadium

Im Absichtsbildungsstadium zu sein bedeutet, dass Sie tatsächlich die Veränderung in Erwägung ziehen, das Obst zu essen. In diesem Fall sind Sie sich womöglich über das Pro und Kontra des Veränderungsprozesses bewusst. Vielleicht lechzen Sie nach den Süßigkeiten. Es ist ein abendliches Ritual, das Ihnen Trost und Befriedigung verschafft. Konzentrieren Sie sich auf den positiven Aspekt des Obstverzehrs wie die Reduzierung von Kalorien, Zucker und Fett und die Aufnahme von Ballast- und Nährstoffen. Verstärken Sie alle bestätigenden Selbstmotivierungen (»Ich kann das tun, ich habe in der Vergangenheit schon Veränderungen herbeigeführt!«), um den Genuss von Süßigkeiten zu stoppen. Noch einmal sei erwähnt, dass ein Therapeut, der individuell mit Ihnen arbeitet, um das Pro und Kontra zu erkunden und Möglichkeiten entwickelt, den Widerstand zu überwinden, Sie in diesem Stadium enorm unterstützen kann.

Vorbereitungsstadium

Wenn Sie das Vorbereitungsstadium erreichen, sind Sie bereit, Obst statt Süßigkeiten zu essen und schmieden Pläne, diese Veränderung herbeizuführen. Um dieses Stadium zu bewältigen, wären Gedanken über kleine, konkrete und realistische Maßnahmen hilfreich; beispielsweise die Bemühung, keine Süßigkeiten mehr zu kaufen, um sie in der Wohnung zu haben, Obst aufzulisten, das Sie gern im Laden kaufen, und sich Möglichkeiten der Zubereitung von Obst zu merken, damit es schnell zum Verzehr bereit liegt. Wenn Sie zu diesem Zeitpunkt mit einem Therapeuten zusammenarbeiten, der die richtigen Ziele setzt, kann er Ihnen helfen, falls Sie Schwierigkeiten haben, die entscheidenden Schritte zu erkennen. Außerdem ist es in diesem Stadium wichtig, andere wissen zu lassen, dass Sie etwas verändern wollen, sodass auch sie Sie unterstützen können.

Handlungsstadium

Wenn Sie erst einmal im Handlungsstadium sind, haben Sie Ihr Verhalten verändert und die Süßigkeiten nach dem Essen durch Obst ersetzt. Sie werden sich auf Wiederholung und Verstärkung dieses Verhaltens konzentrieren müssen, bis es zur Gewohnheit wird. Entscheidend ist, dass Sie Ihre Aufmerksamkeit auf den Erfolg richten. Das motiviert Sie, weiterhin Obst statt Süßigkeiten zu essen. Außerdem sollten Sie sich von Menschen unterstützen lassen, die Sie ermutigen, diese Gewohnheit beizubehalten. Sorgen Sie dafür, dass niemand Sie in Versuchung führt, indem er Ihnen Süßigkeiten mitbringt. Nehmen Sie die Herausforderung an, diese gesundheitsfördernde Gewohnheit aufrechtzuerhalten. Um dieses Ziel zu erreichen, sollten Sie Bewältigungsstrategien für riskante Situationen entwickeln – wie Sie zum Beispiel bei einem Restaurantbesuch den zuckerhaltigen Nachtisch umgehen.

Aufrechterhaltungsstadium

In der Aufrechterhaltungsphase ist es Ihnen sechs Monate lang gelungen, Obst statt Süßigkeiten zu essen. Zu diesem Zeitpunkt werden Sie daran arbeiten, diese Veränderung aufrechtzuerhalten und einen Rückfall zu vermeiden. Vielleicht möchten Sie auch kreative Möglichkeiten finden, Ihre Routine beizubehalten, indem Sie neues Obst und neue Obstrezepte ausprobieren. Außerdem werden Ihnen Situationen (zum Beispiel während eines Films nach dem Abendessen) bewusst, in denen Sie Gefahr laufen, rückfällig zu werden. Sie finden heraus, wie man mit diesen Situationen umgeht, damit Sie die zu Ihrem neuen Lebensstil gehörende Gewohnheit beibehalten. Sollten Sie einen Rückschlag erleiden, wie zum Beispiel das Schwelgen in Süßigkeiten auf einer Feiertagsparty, akzeptieren Sie das Problem. Sie analysieren, wie es dazu kam und überdenken, wie Sie sich wieder auf Kurs bringen können und am Ball bleiben.

Die Veränderungsstadien zu kennen, kann aufschlussreich sein und zu mehr Handlungsfähigkeit verhelfen, wenn Sie Ihr Verhalten ändern, gute Gewohnheiten entwickeln und Ihren Prädiabetes in den Griff bekommen wollen. Außerdem trägt dieses Wissen dazu bei, die nicht so guten Gewohnheiten zu unterdrücken, die die Aufrechterhaltung eines gesunden Lebensstils verhindern. Selbstkritisch sein, Selbstvertrauen entwickeln; das Wissen und die Fähigkeiten erwerben, um sich Ziele zu setzen; die Unterstützung von Freunden, Familienmitgliedern und Therapeuten in Anspruch zu nehmen: All das ist enorm wichtig, wenn Sie die verschiedenen Stadien der Veränderung durchlaufen.

Hilfe vom Fachpersonal

Eine gängige Gesprächstechnik, die medizinisches Fachpersonal heute anwendet, nennt sich motivierende Gesprächsführung. Im Gegensatz zum herkömmlichen Informationsmodell der Beratung, das eher verordnend ist und darauf abzielt, Ihnen zu sagen, was Sie tun sollen (das aber auch Konfrontation und »Abschreckungstaktiken« beinhalten kann), wählt die motivierende Gesprächsführung einen anderen Ansatz. Diese evidenzbasierte Technik arbeitet mit dem Grundsatz, dass Veränderung von Ihnen selbst ausgehen sollte, und hilft Ihnen dabei, Ihre eigenen gemischten oder gegensätzlichen Gefühle – Ihre Ambivalenz – zu erforschen. Dies wiederum ermutigt Sie zur Veränderung, indem Sie sich einen Therapeuten als Partner aussuchen. Wenn eine medizinische Fachkraft die Technik der motivierenden Gesprächsführung anwendet, hört sie Ihnen aktiv zu, ist einfühlsam, unterstützt sie bei Ihren Problemen und ermutigt Sie, Ihre eigenen Motivationen für die Veränderung zum Ausdruck zu bringen. Das stärkt Ihr Engagement und die Absicht, den Wandel wirklich herbeizuführen.

Nutzen Sie die Macht der Gewohnheit

Ein erster großer Schritt, Ihren Prädiabetes in den Griff zu bekommen, ist die Entscheidung, Ihre Gewohnheiten zu verändern. Insbesondere geht es darum, diejenigen zu verringern, die schädlich sind, und diejenigen zu fördern oder in Angriff zu nehmen, die nützlich sind. Doch wie soll man vorankommen, aktiv werden und diese Gewohnheiten ändern? Das Thema Gewohnheitsveränderung und die damit verbundene Verbesserung Ihrer Gesundheit ist mehr als 100 Jahre lang erforscht worden. Es gibt auf der Grundlage vielfältiger Forschungsergebnisse eine Reihe von Strategien, die Sie erlernen können und die Ihnen helfen, Gewohnheiten für den Wandel Ihres Lebensstils zu ändern oder anzunehmen. Denken Sie darüber nach, welche der folgenden Tipps, Tricks und Techniken die richtigen für Sie wären, und bedenken Sie: Versuch und Irrtum, Aufgeschlossenheit und etwas Geduld werden entscheidend sein.

Lernen Sie so viel Sie können

Sie sind neugierig und wollen Ihren Lebensstil verändern, aber wissen nicht wie? Studien haben ergeben, dass Weiterbildung Ihre Absicht und Motivation, etwas zu verändern, steigern kann und Sie dazu inspirieren kann, aktiv zu werden. Die Lektüre dieses Buches ist ein großartiger Anfang. Die folgenden Kapitel sind rappelvoll mit nützlichen Ideen und Vorschlägen für Methoden, um Ihrem Alltag mehr gesundheitsfördernde Gewohnheiten hinzuzufügen. Außerdem kann die Kontaktaufnahme mit einem Heilberufler wie zum Beispiel einem staatlich anerkannten Ernährungsberater oder einem Verhaltenstherapeuten für eine individuelle Beratung eine weitere wunderbare Möglichkeit sein, dazuzulernen. Diese Fachleute können Sie informieren und Ihnen als Partner Starthilfe bei der Änderung Ihrer Gewohnheiten geben.

Achten Sie auf Ihre Auslösereize und Ihre Taten

Wie bereits erwähnt, ist ein Auslösereiz ein Impuls oder Auslöser, der zu einer Routinehandlung führt, wie etwa eine Gewohnheit. Sie erstrecken sich vom Äußeren Ihres Umfelds (ein spezieller Schauplatz, eine Tageszeit, andere Menschen oder Orte) bis zum Inneren (eigene Gefühle, Denkmuster und Körperempfindungen). Charles Duhigg behauptet in seinem Bestseller *Die Macht der Gewohnheit: Warum wir tun, was wir tun*, es gebe tatsächlich eine »Gewohnheitsschleife«, die wir durchlaufen, wenn wir Gewohnheiten entwickeln und erleben. Alles beginnt mit einem Auslöser. Er beschreibt einen dreistufigen Prozess im Gehirn:

1. Auslöser: zuerst ist ein Auslöser da, der dem Gehirn signalisiert, mit der Gewohnheit zu beginnen.
2. Routine: dann setzt eine Verhaltensweise ein, die als Ergebnis des Auslösers gilt.
3. Belohnung: schließlich existiert ein Nutzen, der als Ergebnis der Routine erlebt wird. Er wird das Gehirn darin bestärken, die Gewohnheit für einen fortgesetzten künftigen Gebrauch zu verschlüsseln.

Die Identifizierung der Auslöser, die Ihre Gewohnheiten einleiten, ist ein wichtiger erster Schritt zur Veränderung des Verhaltens, insbesondere zur Veränderung schlechter Gewohnheiten.

- Gibt es eine bestimmte Tageszeit oder einen bestimmten Ort (wie das Sofa!), wann oder wo Sie sich einen Snack gönnen?
- Bringt die Gesellschaft bestimmter Menschen Sie dazu, noch spät unterwegs zu sein und zu wenig Schlaf zu bekommen?
- Wirken sich gewisse Stimmungen darauf aus, ob Sie Ihre regelmäßige Bewegung beibehalten?

Wenn Sie auf die Auslöser achten, die zu einigen Ihrer Gewohnheiten führen, wird Ihnen vielleicht eher bewusst, was Sie zu einem bestimmten Verhalten veranlasst. So können Sie herausfinden, was Sie falsch machen und wie Sie das ändern können. Andererseits ist es ebenfalls wichtig, bestimmte Auslöser hinzuzufügen, die neue und positive, der Gesundheit zuträgliche Gewohnheiten bestärken. Stellen Sie sich also eine Flasche Wasser auf den Schreibtisch, die Sie ermuntern soll, mehr zu trinken. Legen Sie ihre Sportsachen ins Auto, die Sie daran erinnern sollen, nach der Arbeit ins Fitnessstudio zu gehen.

Manchmal sind Sie vielleicht in der Lage, einige Auslöser zu verändern, wie zum Beispiel das Vermeiden gewisser Umgebungen oder

Menschen, die einen schlechten Einfluss auf Sie ausüben. Aber es wird angenommen, dass eine Veränderung des Verhaltens, die sich durch den Auslöser und/oder die Belohnung ergibt, realistischer und vorteilhafter ist.

Selbstkontrolle kann hilfreich sein

Viele Forschungsarbeiten haben gezeigt, dass Tagebuchaufzeichnungen über Essen und Aktivitäten dazu beitragen können, ein gesundes Verhalten zu fördern. Dabei ist die Beachtung spezieller Auslöser, die vor dem Verhalten auftraten, besonders nützlich. Eine neue, 2014 durchgeführte Studie bewies, dass Teilnehmer, die ein Tagebuch zur Kontrolle der Auslöser führten, es hilfreich fanden, den ungesunden Verzehr von Snacks zu reduzieren, im Vergleich zu denjenigen, die die Auslöser nicht aufzeichneten.

Duhigg hat neben der Beschreibung der Gewohnheitsschleife (Auslöser-Routine-Belohnung), die erklärt, wie Gewohnheiten gebildet werden, noch eine weitere Möglichkeit zur Umwandlung von Gewohnheiten vorgeschlagen: die Verwendung der »goldenen Regel der Gewohnheitsveränderung«. Dabei geht es darum, dem Auslöser und der Belohnung zu erlauben, gleich zu bleiben und lediglich die Routine zu verändern, die sie miteinander verbindet. Wenn Sie zum Beispiel normalerweise mit Ihren Freunden ausgehen (Auslöser), und essen etwas, das nicht so gesund ist (Routine), und zwar hauptsächlich deshalb, um deren Gesellschaft zu genießen (Belohnung), könnten Sie lieber Zeit mit Freunden verbringen und einer Aktivität nachgehen, die sich nicht ums Essen dreht, wie ein Spaziergang oder ein Konzert. So gelingt es Ihnen, die Belohnung ihrer Gesellschaft zu genießen, ohne Ihren Speiseplan zu sabotieren. Oder wenn Sie nachmittags normalerweise hungrig sind (Auslöser) und einen Keks essen (Routine), um sich zu sättigen (Belohnung), könnten Sie Ihre Routine verändern und ein Stück Obst essen, das Ihren Hunger auf gesündere Weise stillt. Eine konkurrierende Routine zu entwickeln, die positiver und gesünder ist, kann dazu beitragen, einen Wandel hervorzurufen, der Ihnen als Reaktion auf Ihre üblichen Auslöser guttut. Und dennoch wird dabei eine ähnliche, wenn nicht sogar dieselbe Belohnung herausspringen.

Überdenken Sie Ihre Belohnungsstrategien

Eine andere Strategie, die sich bei der Aneignung gesundheitsfördernder Gewohnheiten als erfolgreich erwiesen hat, ist die Veränderung der Art und Weise, wie Sie sich belohnen – vor allem, wenn das, was Sie normalerweise tun, Ihrem Veränderungswunsch zuwiderläuft. Wenn Sie üblicherweise Erfolge im Leben mit gutem Essen als Belohnung feiern, dann behalten Sie die Gewohnheit, Ihre Leistungen zu feiern, bei. Ersetzen Sie jedoch die Belohnung durch ein Vergnügen, das nichts mit Essen zu tun hat, wie zum Beispiel ein neues Buch oder einen Einkaufsbummel mit einem Freund oder einer Freundin. Wenn Sie auf dem Sofa fernsehen, um sich nach einem langen Tag zu verwöhnen, sollten Sie lieber mit einem Freund spazieren gehen oder an einem Yogakurs teilnehmen, um sich zu entspannen und Energie zu tanken. Das ist ein weiteres Beispiel, die Art und Weise, sich Anerkennung zu verschaffen, neu auszurichten – allerdings mit einem gesünderen Ansatz.

Wiederholen, wiederholen, wiederholen …

Die Forschung hat immer wieder gezeigt: Je öfter Sie eine Verhaltensroutine wiederholen, umso wahrscheinlicher wird sie zur Gewohnheit. Nutzen Sie dieses Konzept zu Ihrem Vorteil. Wenn Sie wissen, wie man sich gesund ernährt, sich körperlich betätigt und andere Veränderungen der Lebensweise einleitet, um Ihren Prädiabetes in den Griff zu bekommen, dann legen Sie los und versuchen es. Tun Sie es oft und noch viel öfter! Je häufiger Sie sich selbst gestatten, Ihre Absichten und Erkenntnisse durch Handeln praktisch umzusetzen, umso leichter wird es. Wenn Sie gesundheitsfördernde Verhaltensweisen wiederholen, verbessern Sie Ihre Fähigkeiten, Ihre Motivation und Ihr Selbstvertrauen, die insgesamt entscheidend für die Beibehaltung beständiger, zum Erfolg führender Gewohnheiten sind. Am anderen Ende des Spektrums erkennen Sie: Je öfter Sie ungesunde Gewohnheiten wiederholen, umso schwieriger wird es, damit aufzuhören. Alte Gewohnheiten sind schwer abzuschütteln, sagt man. Je häufiger Sie etwas wiederholen, umso automatisierter wird es. Benutzen Sie das Prinzip zu Ihren Gunsten und lassen Sie es nicht gegen Sie arbeiten.

Stimmen Sie Ihre Gewohnheiten aufeinander ab

Wenn Sie eine neue, gesundheitsfördernde Gewohnheit an eine vorhandene binden, multipliziert sich das Potenzial für Veränderung und Erfolg. Beispiele dafür sind:

- Gehen Sie früh ins Bett, sodass es Ihnen leichter fällt, zu Ihrer regelmäßigen Trainingseinheit wach zu sein
- Greifen Sie nach Ihrem Training zu einem Stück Obst
- Trinken Sie vor Ihrem gesunden Essen ein großes Glas Wasser oder sprechen Sie beim Spaziergang mit einem Freund über Ihre Stressfaktoren, statt in Ihrem Lieblingscafé zu hocken.

Suchen Sie sich Gelegenheiten, bei denen Sie ohne Stress verschiedene Aufgaben gleichzeitig ausführen, sodass Ihre gesundheitsfördernden Gewohnheiten aufeinander abgestimmt werden. Das wirkt sich positiv auf Ihre Motivation aus und erweitert Ihr Netzwerk gesundheitsfördernder Gewohnheiten.

Setzen Sie die Zeichen auf Erfolg

Studien zeigen, dass Sie wahrscheinlich mit der Veränderung Ihres Verhaltens erfolgreich sind und bei einem gesundheitsfördernden Verhalten bleiben, wenn Sie nicht nur bereit für den Wandel sind, sondern auch an sich glauben und Unterstützung haben. Wichtig für die Etablierung von Lebensgewohnheiten, die Sie für die Therapie Ihres Prädiabetes und Ihre Gesundheit benötigen, ist der Erwerb von Erkenntnissen und Fähigkeiten durch eigenverantwortliche Weiterbildung und Nutzung Ihrer Ressourcen. Während Sie kontinuierlich Ihre Gewohnheiten erlernen und praktizieren, werden die Dinge leichter und Sie können neue Herausforderungen annehmen und auf früheren Erfolgen aufbauen. Wahrscheinlich werden Sie sich mit Menschen umgeben wollen, die Ihnen beim Erreichen Ihrer Ziele helfen. Dementsprechend sollten Sie den Kontakt mit Personen minimieren, die nicht Ihr Bestes wollen und Sie lediglich ermutigen, alte Routinen oder schlechte Gewohnheiten wieder aufzunehmen.

Positive Kommunikation ist außerordentlich wichtig. Wenn Sie Schwierigkeiten haben, in die Gänge zu kommen, kein Vertrauen in Ihre Fähigkeiten haben oder mehr Bildung benötigen, um Ihre Ziele zu erreichen, dann suchen Sie das Gespräch. Nehmen Sie Kontakt mit Ihrem Ärzteteam auf, mit Ihrer Familie und Freunden. Holen Sie sich bei diesen Menschen die Hilfe und Unterstützung, die Sie brauchen, um anzufangen. Das wird gerade zu Beginn und bei all Ihren Bemühungen, Ihre Lebensgewohnheiten zu verändern und beizubehalten, entscheidend sein.

Rechnen Sie mit Herausforderungen und Rückschlägen

Wenn Sie beginnen, Ihre Gewohnheiten zu verändern und neue, positive zu etablieren, sollten Sie erkennen, dass dies ein Prozess ist, und dass Herausforderungen und Rückschläge eintreten können. Manche Herausforderungen können Sie im Voraus einplanen, während andere vielleicht aus dem Nichts auftauchen und Sie Ihr Bestes geben müssen, um sie zu meistern. Denken Sie stets daran, eine positive Haltung zu bewahren. Stress und negative Gedanken sind erschöpfend und haben das Potenzial, Ihre Anstrengungen zu untergraben. Sie können die Aufrechterhaltung Ihrer gesundheitsfördernden Gewohnheiten erschweren, zu neuen schlechten Gewohnheiten führen oder Ihnen gestatten, in frühere unerwünschte Gewohnheiten zurückzufallen. Daher ist es wichtig für Sie, Stress und negative Gedanken in den Griff zu bekommen. Hüten Sie sich vor der »Alles-oder-nichts«-Haltung, die zum Scheitern führen kann. Wenn Sie einen Fehler machen, sollten Sie sich darüber im Klaren sein, dass Sie ein Mensch sind. Halten Sie es sich zugute und versuchen Sie, daraus zu lernen. Die Entwicklung gesunder Bewältigungstechniken ist entscheidend, um die Oberhand zu bewahren, wenn Sie schwierige Zeiten durchmachen. Sollten Sie Hilfe bei Ihrer Stressbewältigung benötigen, könnte die Zusammenarbeit mit einem Heilberufler eine gute Idee sein, um dazuzulernen und erfolgreich zu sein.

Sich Ziele setzen: zentrale Quelle der Motivation

Sich Ziele zu setzen ist wichtig beim Prozess der Verhaltensänderung und der Entwicklung richtiger Gewohnheiten. Ziele können helfen, die Bildung von Gewohnheiten zu beeinflussen, indem sie Sie motivieren, eine neue Gewohnheit einzuführen, sie zu wiederholen und beizubehalten. Wenn man sich Ziele setzt, muss man einiges bedenken, um sich auf einen erreichbaren Erfolg vorzubereiten.

Sich KLUGE Ziele setzen

Wenn Sie irgendein chronisches Leiden in den Griff bekommen wollen, vor allem eines, das derart viele Facetten Ihres Lebensstils berührt wie Prädiabetes, sollten Sie sich Ziele setzen, auf die man hinarbeiten kann. Ziele helfen Ihnen nicht nur, den Fortschritt zu messen; sie können außerdem zu unglaublicher Handlungsfähigkeit verhelfen und die Motivation steigern, wenn sie richtig anvisiert und verfolgt werden. Eine falsche Zielsetzung kann allerdings die entgegengesetzte Wirkung haben. Unrealistische oder zu ungenaue Ziele, oder welche, die Sie nicht an eine Zeitlinie bis zum Erreichen binden, könnten sich gegen Sie wenden. Vielleicht klingt es kontraintuitiv, aber es könnte am Anfang hilfreich sein, Ihre Ansprüche etwas herunterzuschrauben. Wenn Sie, abhängig von Ihrem Ausgangspunkt, die Sterne erobern wollen, könnten Sie leicht entmutigt werden, falls Sie das große Ziel nicht so schnell erreichen, wie Sie es sich wünschen.

KLUGE Ziele

Langfristig gesehen, sind die effektivsten Ziele KLUGE Ziele: konkret, messbar, handlungsorientiert, realistisch und fristgerecht.

Konkret

Seien Sie nicht vage oder pauschal. Wenn Sie sagen »Ich will mich gesünder ernähren«, so lässt das viel Raum für Interpretationen. Wenn Sie aber sagen »Ich werde meinen Mahlzeiten täglich eine Portion mehr kohlenhydratarmes Gemüse hinzufügen«, dann ist das eine konkrete Zielvorgabe, die Sie erreichen können.

Messbar

Sorgen Sie dafür, dass Sie Ihren Zielen etwas Messbares gegenüberstellen. Ob Sie dreimal öfter wöchentlich den Blutzucker testen oder zwanzig zusätzliche Minuten täglich trainieren wollen: Wenn Sie Ihr Ziel mit einer Zahl verbinden, trägt dies dazu bei, dass Sie sich Ihres Fortschritts vergewissern.

Handlungsorientiert

Vielleicht muss man es gar nicht erwähnen, aber Ihr Ziel verlangt von Ihnen, dass Sie etwas tun, um es zu erreichen. Ziele sind keine Wünsche; man kann auf sie hinarbeiten, indem man handfeste Schritte unternimmt.

Realistisch

Setzen Sie sich keine Ziele, die sie schlicht und ergreifend nicht erreichen können oder die eine zu große drastische Veränderung auf einmal nötig machen. Ein realistisches Ziel ist etwas, das Sie mit ziemlicher Sicherheit kurzfristig erreichen können.

Fristgerecht

Setzen Sie sich eine Frist für Ihr Ziel. Mit einem kurzen Zeitraum anzufangen, kann eine gute Motivation sein, Ihr Ziel beizubehalten. Wenn Sie Erfolg auf dem Weg dorthin haben, können Sie immer noch den Zeitrahmen verlängern.

Ziele: Was funktioniert und was nicht?

Nicht so KLUG	Was fehlt	Die KLUGE Version
Ich will meinen Blutzucker häufiger messen.	Nicht messbar oder fristgerecht	Ich werde meinen Blutzucker zwei Wochen lang einmal mehr am Tag testen
Ich fange an zu trainieren.	Nicht konkret, messbar oder fristgerecht	Ich werde einen Monat lang mindestens dreimal wöchentlich zwanzig Minuten lang gehen
Ich werde in diesem Monat 50 Pfund abnehmen.	Nicht handlungsorientiert oder realistisch	Ich werde 3–5 Pfund in einem Monat abnehmen, indem ich dem Ernährungs- und Trainingsplan folge, den ich mit einem staatlich anerkannten Ernährungsberater ausgearbeitet habe
Ich werde besser auf mich aufpassen.	Nicht konkret, messbar oder fristgerecht	Bis Ende dieses Monats werde ich einen Termin für die jährliche Untersuchung meiner erweiterten Pupillen machen und werde um einen Erinnerungsanruf für den Termin im nächsten Jahr bitten.
Ich werde in diesem Monat weniger Blutzuckerschwankungen haben.	Nicht handlungsorientiert	Ich werde meine Zuckerwerte, Lebensmittel und mein Training zwei Wochen lang protokollieren und die Ergebnisse meinem Arzt vorlegen, damit er Muster findet, die meine Blutzuckerschwankungen verursachen könnten.

Starten Sie damit, ein Ziel für sich auszuwählen. Wenn Sie Probleme haben herauszufinden, mit welchem Ziel Sie am besten anfangen, können Sie mit Ihrem Arzt, Ernährungs- oder Diabetesberater zusammenarbeiten, um die Optionen einzuengen.

Wenn Sie Ihre Ziele erreichen

Was ist das Beste, das Sie tun können, sobald Sie ein KLUGES Ziel erreicht haben? Natürlich noch KLÜGER zu werden! Das heißt, Sie müssen Ihre Ziele beurteilen und neu formulieren. Schauen Sie sich den Fortschritt an, den Sie mit dem ursprünglichen Ziel erreicht haben. Wie gut ist es Ihnen gelungen, es zu erreichen? Sind Sie mit den Ergebnissen zufrieden? Gibt es irgendwelche Veränderungen, die Sie herbeiführen könnten, um das nächste Mal besser abzuschneiden, wenn es darum geht, konkret, messbar, handlungsorientiert, realistisch und fristgerecht zu sein?

Wenn Sie das Gefühl haben, dass das Ziel, auf das Sie hingearbeitet und das Sie erreicht haben, eine gesunde neue Lebensgewohnheit geworden ist, dann ist es an der Zeit, ein neues Ziel in Angriff zu nehmen (natürlich mit einem KLUGEN Ziel im Hinterkopf). Doch wenn Ihr erreichtes Ziel noch nicht ganz zur Gewohnheit geworden ist oder der Zeitrahmen für Ihr Ziel abgelaufen ist, ohne gänzlich die Messungen erreicht zu haben, die Sie sich selbst gesetzt haben: dann sollten Sie womöglich in Erwägung ziehen, dasselbe Ziel neu anzustreben – mit jeder denkbaren Modifizierung, die Ihnen bei der Auswertung Ihres Erfolgs eingefallen ist (zum Beispiel, einen neuen Zeitrahmen zu setzen oder eine Veränderung beim Messen vorzunehmen).

Denken Sie daran, dass Sie jederzeit Ziele bewerten und neu setzen können, falls Sie das Gefühl haben, keinen angemessenen Fortschritt zu machen. Ziele sollten stets eine in Ausführung befindliche Arbeit sein. Und Sie sollten stets auf ein Ziel hinarbeiten, selbst wenn Sie Ihre gewünschten Werte hinsichtlich Gewicht und Blutzucker oder andere begehrte Gesundheitsparameter erreicht haben. Damit bleiben Sie motiviert, Ihre Gesundheit zu bewahren und verhindern es, selbstzufrieden zu werden.

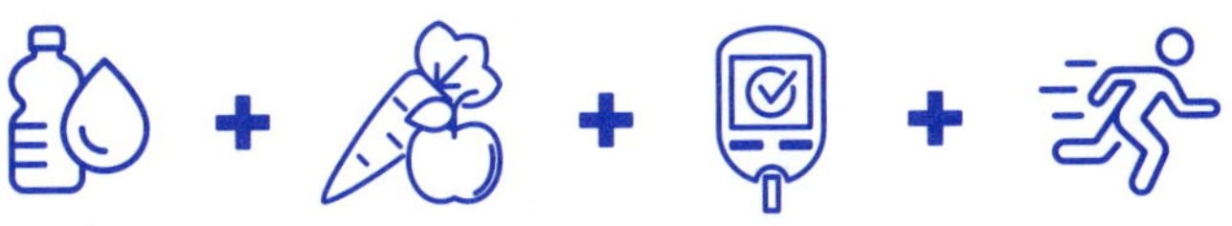

ZWEITER TEIL

Gesundheitsfördernde Gewohnheiten entwickeln

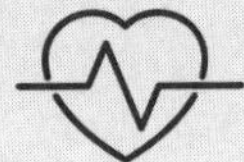 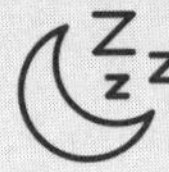  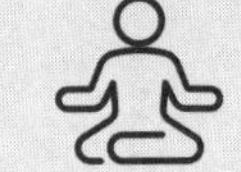

Kapitel 4

Ernähren Sie sich richtig

Vielleicht glauben Sie, Sie müssten alles, was Sie gern essen (vor allem Kohlenhydrate) aufgeben, wenn Sie Prädiabetes haben. Nichts ist weiter von der Wahrheit entfernt! Mit der Hilfe und dem Rat eines staatlich anerkannten Ernährungsberaters können Sie gesunde Essgewohnheiten annehmen, die zu Ihrem Lebensstil passen. Machen Sie sich bewusst, dass Sie es nicht schaffen, Ihre Essgewohnheiten über Nacht zu verändern. Wesentlich leichter gelingt es, wenn Sie täglich kleine Schritte unternehmen. Im Lauf der Zeit können Sie erhebliche Veränderungen bewirken, die Ihre Gesundheit verbessern und einen beständigen, fast normalen Blutzuckerspiegel herbeiführen. Einfach formuliert: Ein Speiseplan für die Handhabung von Prädiabetes ist ein Plan, dem die meisten Menschen folgen können, um gesund zu werden.

Sorgen Sie für eine ausgewogene Ernährung

Eine sorgfältig geplante und ausgewogene Ernährung, zu der eine Vielfalt von Lebensmitteln gehört, kann Ihren gesamten Ernährungsbedarf abdecken. Manche Personen haben außer Prädiabetes noch weitere gesundheitliche Probleme, was spezielle Anforderungen an die Ernährung stellt. Besprechen Sie alle Ihre Gesundheitsfragen mit Ihrem Arzt und einem staatlich anerkannten Ernährungsberater, um festzulegen, ob Sie Ihre Kost mit Vitaminen und Mineralstoffen ergänzen sollten, um dem konkreten Nährstoffbedarf zu genügen.

Alles über Kohlenhydrate

Kohlenhydrate sind die Hauptquelle für Glukose in Ihrem Körper, und Glukose ist Ihr Zellbrennstoff. Kurz nachdem Sie kohlenhydrathaltige Nahrung zu sich genommen haben, beginnt der Körper, die Kohlenhydrate fast vollständig in Glukose umzuwandeln. Insulin trägt dazu bei, die Zellen »aufzuschließen«, um für den Energiebedarf die Glukose aus dem Blutkreislauf in die Zellen zu befördern. Wenn Ihre Insulinproduktion unzureichend oder Ihr Körper insulinresistent ist, kann der Verzehr von zu vielen Kohlenhydraten einen Anstieg des Blutzuckers verursachen. Kohlenhydrate und die Glukose, die sie erzeugen, sind eine Energiequelle – der ernährungsbedingte Brennstoff des menschlichen Körpers. Das von der Bauchspeicheldrüse produzierte Insulin gestattet unseren Zellen, diese von Kohlenhydraten erzeugte Glukose zu verbrennen. Deshalb ist es so wichtig, die Menge der Kohlenhydrate in einer Mahlzeit für die Blutzuckerkontrolle zu bestimmen. Wenn Sie Prädiabetes oder Diabetes haben, heißt das nicht, dass Sie sämtliche Kohlenhydrate aus Ihrer Diät streichen müssen. Wahrscheinlich freut es Sie zu hören, dass es viele kohlenhydrathaltige Lebensmittel gibt, die Sie zu Ihrem Plan hinzufügen können, insofern Sie eine nicht zu große Portion davon zu sich nehmen und dabei auf Kohlenhydrate achten, die einen guten Nährwert haben.

Jedes Lebensmittel, das Stäke und/oder Zucker enthält – einschließlich Obst, Gemüse, Milch, Joghurt, Brot, Getreide, Bohnen und Nudeln – ist kohlenhydrathaltig. Zu den einfachen Kohlenhydraten gehören Zucker, Süßigkeiten, Säfte und Obst. Alle denkbaren Getreideprodukte und stärkehaltige Gemüse wie Kartoffeln und Mais enthalten komplexe Kohlenhydrate. Praktisch die einzigen Lebensmittel ohne Kohlenhydrate sind proteinreiches Fleisch, Geflügel, Fisch (sofern er ohne zusätzliche Zutaten wie Panaden oder Marinaden zubereitet wird) und Fette wie Speiseöl und Butter. Sämtliche kohlenhydrathaltigen Lebensmittel vermeiden zu wollen, ist sowohl unmöglich als auch nicht ratsam – Ihr Körper benötigt die in diesen Nahrungsmitteln enthaltenen wichtigen Spurennährstoffe und sekundären Pflanzenstoffe. Aber Sie müssen lernen, wie man die Menge und die Qualität der Kohlenhydrate in Ihren Lebensmitteln beurteilt, wie Ihr Körper auf sie reagiert und wie man eine kluge Auswahl auf der Grundlage dieser Information trifft.

Wie viele Kohlenhydrate darf ich zu mir nehmen?

Trotz vieler Studien, die diesem Thema nachgehen, ist die genaue Menge von Kohlenhydraten, die Sie in Ihrer Diät für Prädiabetes und Diabetes berücksichtigen sollten, nicht festgelegt. Ihre Diät wird auf Sie persönlich abgestimmt und hängt von Ihrem Gewicht, Ihrem Aktivitätsniveau, Ihren Medikamenten und Ihrer medizinischen Vorgeschichte ab. Die American Diabetes Association (ADA) empfiehlt, dass Menschen mit Diabetes nicht weniger als 130 Gramm Kohlenhydrate täglich essen sollten. Allerdings finden manche Personen, dass eine noch geringere Zufuhr an Kohlenhydraten Ihnen eine bessere Kontrolle über den Blutzuckerspiegel verschafft. Falls Sie gern einen Speiseplan mit geringerem Kohlenhydratanteil ausprobieren möchten, sprechen Sie mit Ihrem staatlich anerkannten Ernährungsberater und mit Ihrem Arzt über einen Ansatz, der Ihnen zusagt. Außerdem können Sie sich den Anhang C am Ende dieses Buches ansehen, um sich über hilfreiche Online-Ressourcen für die Berechnung von Kohlenhydraten zu informieren.

Wenn es um Speisepläne geht, werden Kohlenhydrate in fünf Kategorien eingeteilt. Es folgen die fünf Gruppen und Beispielportionen:

1. Stärken/stärkehaltige Gemüse: 60 Gramm gekochter Reis oder gekochte Nudeln, 1 Scheibe Brot, ca. 50 Gramm gekochter Haferbrei, 125 Gramm Mais oder Erbsen, 150 Gramm Butternusskürbis
2. Obst: 1 ganzes Stück Obst (Tennisballgröße) wie eine Orange oder ein Apfel, 160 Gramm gewürfelte Früchte, 17 Weintrauben, 10 Kirschen
3. Milch/Joghurt: 250 Milliliter Milch oder 170 Gramm fettarmer Joghurt
4. Nicht stärkehaltige Gemüse: 160 Gramm rohes oder 75 Gramm gekochtes Gemüse
5. »Andere« Kohlenhydrate: 2 kleine Kekse, 85 Gramm Pudding

Der Glykämische Index (GI)

Kommt es darauf an, welche Art von Kohlenhydraten Sie konsumieren? Früher glaubten Ernährungswissenschaftler, dass Personen mit Diabetes einfache Zucker (Monosaccharide und Disaccharide) meiden und stattdessen Lebensmittel verzehren sollten, die komplexe Kohlenhydrate enthalten. Diese Empfehlung beruhte auf der irrigen Annahme, dass einfache Zucker den Glukosespiegel generell schneller und dramatischer erhöhen. Aber inzwischen weiß man, dass, Gramm für Gramm betrachtet, die komplexen, in Brot, Getreide, Kartoffeln, Gemüse und anderen Nahrungsmitteln enthaltenen Kohlenhydrate den Blutzuckerspiegel um annähernd denselben Betrag ansteigen lassen wie einfache Zucker – zum Beispiel Honig, Fruktose (Fruchtzucker) oder Haushaltszucker.

Der GI

Manche komplexen Kohlenhydrate haben vielleicht einen höheren GI als einfache Kohlenhydrate. Für Menschen mit Diabetes kann der GI ein wirksames Hilfsmittel zur Vermeidung von Blutzuckerspitzenwerten sein.

Womöglich gibt es einen Unterschied, wie rasch bestimmte Nahrungsmittel den Blutzuckerspiegel ansteigen lassen. Der Glykämische Index (GI) ist ein Maßstab für die Geschwindigkeit, mit der die Kohlenhydrate in bestimmten Nahrungsmitteln in Blutzucker umgewandelt werden. Lebensmittel mit einem niedrigen GI (zum Beispiel Bohnen und Mehrkornbrot) lassen den Glukosespiegel langsamer und beständiger ansteigen als ein Nahrungsmittel mit hohem GI (zum Beispiel Reis und Kartoffeln).

Es ist wichtig zu verstehen, dass Kohlenhydrate nicht isoliert funktionieren. Andere Bestandteile der Nahrung, die Sie zu sich nehmen, wirken sich außerdem auf die Fähigkeit Ihres Körpers aus, Kohlenhydrate zu absorbieren. Lebensmittel mit hohem Fett- und Proteinanteil können die Absorption verzögern. Und wenngleich ein Ballaststoff als Kohlenhydrat betrachtet wird, beeinträchtigt ballaststoffreiche Kost die Absorption von Glukose, weil sie den Durchgang der Nahrung durch den Verdauungstrakt verlangsamt.

Warum Ballaststoffe wichtig sind

Ein Ballaststoff wird als Kohlenhydrat betrachtet, aber da der Körper den Großteil des Ballaststoffs nicht verdauen kann, trägt er nicht zu einem Anstieg des Blutzuckerspiegels bei. Es gibt zwei Arten von Ballaststoffen in Nahrungsmitteln: lösliche und unlösliche. Es ist wichtig, für Ihren täglichen Speiseplan Lebensmittel zu berücksichtigen, die beide Ballaststoffsorten enthalten.

Löslicher Ballaststoff

Ein löslicher Ballaststoff löst sich in Wasser auf oder quillt. Diese Ballaststoffsorte kann dazu beitragen, den Blutzuckerspiegel stabil zu halten, indem sie die Rate der Glukoseabsorption im Blutkreislauf verlangsamt. Ein löslicher Ballaststoff absorbiert die überschüssigen Gallensäuren, die zur Bildung von Cholesterin beitragen, sodass er im Gegenzug auch dabei hilft, den Blutcholesterinspiegel zu senken. Vor allem Bohnen, Obst, Gerste und Hafer sind gute Quellen löslicher Ballaststoffe.

Unlöslicher Ballaststoff

Ein unlöslicher Ballaststoff löst sich nicht in Wasser auf. Im Körper wird er nicht schnell von Bakterien im Verdauungstrakt aufgespalten, sodass diese Ballaststoffsorte den Körper durchläuft. Ein unlöslicher Ballaststoff ist unerlässlich für die Verhinderung von Darmverstopfung und für die Gesundheit des Dickdarms, indem er zu regelmäßigem Stuhlgang verhilft. Gemüse, Vollkornprodukte und Obst sind gute Quellen unlöslicher Ballaststoffe.

Die Auswirkungen vom Ballaststoff auf den Blutzucker und Cholesterin spielen eine wichtige Rolle für Personen mit Prädiabetes oder Diabetes, und für Menschen mit Risiko für eine Herz-Kreislauf-Erkrankung. Außerdem verbessert ein Ballaststoff die Sättigung oder das Völlegefühl beim Essen. Ein löslicher Ballaststoff verzögert die Magenentleerung, während bei übergewichtigen Personen mit Prädiabetes oder Typ-2-Diabetes die Sättigung ein nützliches Hilfsmittel sein kann – sowohl um abzunehmen als auch den Blutzucker zu kontrollieren.

Was macht ein Vollkornprodukt aus?

Wenn ein Vollkornbestandteil nicht als erste Zutat aufgelistet ist, könnte der Artikel nur eine kleine Portion ganzer Körner enthalten. Für Vollkornmehl werden ganze Körner samt Schale und Keimling gemahlen; darum enthält es alle wertvollen Inhaltsstoffe des vollen Korns. Laut Gesetzgeber darf ein Produkt nur dann die Bezeichnung »Vollkorn« tragen, wenn der Getreideanteil zu mindestens 90 % aus Vollkornmehl besteht. Achten Sie also beispielsweise beim Kauf von Brot darauf, dass es tatsächlich als »Vollkornbrot« deklariert ist. Denn viele Brote tarnen sich mit reichlich Sonnenblumenkernen oder einem durch Malz dunkel gefärbten Teig als vermeintliche Vollkornprodukte, obwohl es sich tatsächlich um Weißmehlprodukte handelt. (Vgl. z.B. https://naturkost.de/naturkost-von-a-z/bio-lebensmittel/backwaren/vollkornbrot/)

Eine Diät, die reich an niedrig-glykämischen Vollkorn-Ballaststoffen ist, hat sich als vorteilhaft bei der Kontrolle des Blutzuckerspiegels nach dem Essen und für die Reduzierung des Serumcholesterins bei Personen mit Typ-2-Diabetes erwiesen. Einige Studien haben bei einer Aufnahme von 50 Gramm Ballaststoffen täglich einen Vorteil bei der Senkung von Glukose und Lipiden nachgewiesen. Außerdem wurde in einer Reihe von Untersuchungen Ballaststoffkonsum mit einer Reduzierung des Diabetesrisikos in Verbindung gebracht. Eine sechsjährige Studie, in der es um die Gesundheit von Krankenschwestern ging, hatte 65.000 Teilnehmerinnen. Man fand heraus, dass Frauen bei einer

Diät mit wenig Ballaststoffen und stark zuckerhaltigen verarbeiteten Lebensmitteln eine zweieinhalbmal so hohe Wahrscheinlichkeit hatten, Typ-2-Diabetes zu entwickeln als diejenigen, die mindestens 25 Gramm Ballaststoffe täglich zu sich nahmen. Die ADA empfiehlt eine tägliche Ballaststoffaufnahme von mindestens 14 Gramm pro 1.000 Kalorien. Sprechen Sie mit Ihrem Arzt und Ernährungsberater darüber, welche Ballaststoffmenge für Ihre Diät ideal ist.

Trinken Sie Wasser!

Ballaststoffkonsum ohne angemessene Flüssigkeitsaufnahme kann zu Verstopfung führen. Die vermehrte Ballaststoffzufuhr hilft womöglich allmählich dabei, Blähungen oder andere unerwünschte Magen-Darm-Beschwerden zu lindern.

Wie viel Zucker darf ich essen? Informieren Sie sich

Der Kein-Zucker-Mythos ist vermutlich eine der größten Fehlannahmen bei Diabetes. In Wirklichkeit ist es nicht speziell der Zucker, der den Blutzuckerspiegel ansteigen lässt – es ist im Grunde jedes Nahrungsmittel, das Kohlenhydrate enthält, einschließlich Honig, Obst, Milch, Brot und Gemüse, um nur einige zu nennen. Ob es ein Löffel Zucker ist, ein Bagel oder eine Banane: All dies wird den Blutzuckerspiegel ansteigen lassen. Manche Nahrungsmittel können jedoch einen schnelleren oder stärker ausgeprägten Spitzenwert des Blutzuckers verursachen (wie bereits im Abschnitt über den Glykämischen Index besprochen). Zucker an sich muss nicht ganz und gar aus dem Speiseplan für Diabetiker verbannt werden. Allerdings ist Mäßigung bei der Zuckeraufnahme von Bedeutung. Manche Diabetiker bevorzugen Zuckeraustauschstoffe wie zum Beispiel künstliche Süßstoffe oder Zuckeralkohole, weil sie nur wenige oder gar keine Kohlenhydrate oder Kalorien enthalten.

Zuckeraustauschstoffe

Zuckeraustauschstoffe sind nicht verbindlich, wenn Sie Prädiabetes haben. Sie können aber durchaus vorteilhaft sein, denn der Einsatz eines Zuckeraustauschstoffs in einem Rezept kann Zucker und Kalorien erheblich reduzieren. Wenn Sie Zuckeraustauschstoffe beim Backen verwenden wollen, sollten Sie bedenken, dass dem gebackenen Produkt Süße hinzugefügt wird, während andere einzigartige Merkmale (Volumen, Konsistenz, goldbraune Farbe) sich verändern können.

»Zuckerfrei« ist keine Garantie

Lassen Sie sich durch das Etikett »zuckerfrei« nicht täuschen. Lebensmittel mit zugesetzten Polyolen und/oder künstlichen Süßstoffen können trotzdem Kohlenhydrate und Kalorien enthalten, die Sie in Ihrem Speiseplan berücksichtigen sollten. Lesen Sie die Nährwertangaben auf dem Etikett, um sich ausführlich zu informieren.

Zuckeralkohole

Ein Zuckeralkohol ist, einfach formuliert, ein Monosaccharid, das chemisch in seine alkoholische Form umgewandelt wurde. Einige natürlich vorkommende Zuckeralkohole (auch Polyole genannt) sind verfügbar, einschließlich Sorbitol, Mannit, Xylit, Lactitol, Isomalt, Erythrit und hydriertes Stärkehydrolysat. Da sie im Magen-Darm-Trakt nicht vollständig absorbiert werden, verursachen sie keinen nennenswerten Anstieg des Blutzuckerspiegels, weshalb sie bei Diabetikern sehr beliebt sind. Polyole werden in verarbeiteten Lebensmitteln, die als zuckerfrei vermarktet werden, häufig als Süß- und Füllstoffe verwendet. Wichtig ist, dass Sie es mit der Zufuhr von Zuckeralkoholen nicht übertreiben, denn bei manchen Menschen können sie abführende Wirkung haben und daher Durchfall und/oder Blähungen hervorrufen.

Alternative Süßstoffe

Die folgenden Süßstoffe sind alle von der FDA (U.S.-Lebensmittelüberwachungs- und Arzneimittelbehörde) zugelassen.[5] Sie unterschieden sich in Geschmack, Anwendung und Eignung zum Kochen und Backen. Sie werden selbst einen Geschmackstest durchführen müssen, um zu entscheiden, welcher Ihnen am meisten zusagt.

Vergessen Sie nicht, dass die meisten dieser Süßstoffe (mit Ausnahme von Stevia) synthetisch hergestellt und keine Naturprodukte sind, sodass man sie am besten in Maßen konsumiert und nicht als vollständigen Ersatz für vollwertige natürliche Lebensmittel. Der Süßstoff Stevia ist eigentlich eine Pflanze. Ursprünglich verbot die Lebensmittelüberwachungs- und Arzneimittelbehörde (FDA) 1991 die Einfuhr von Stevia und folgte dabei einer Studie, die Fragen zur Toxizität als Lebensmittelzusatzstoff aufwarf. Später jedoch erlaubte die FDA, es als Nahrungsergänzungsmittel zu verkaufen. Im Jahr 2008 gestattete dann die FDA Nahrungsmittelherstellern, Lebensmittelprodukten, die Rebaudiosid A (oder Reb A) enthalten, den Status »allgemein als sicher anerkannt« (GRAS; generally recognized as safe) zuzuweisen. Reb A ist ein hochreiner Extrakt der Steviapflanze. Umfangreiche, kontrollierte Forschungsergebnisse bestätigen die Unschädlichkeit dieses Extrakts. Demzufolge können Haushaltssüßstoffe, die Steviaextrakt enthalten, erstmals als Nahrungsmittelprodukte und nicht als Ergänzungsstoffe

5 Wenn Sie sich über die in der Europäischen Union derzeit zugelassenen Süßstoffe informieren möchten, finden Sie hier einen guten Überblick: https://www.suessstoff-verband.info/suessstoff-wissen/suessstoffe-ueberblick/. Die Website bietet auch weitere interessante Fakten und Tipps zum Thema Süßstoff.

verkauft werden. Weitere mit Reb A gesüßte Lebensmittel und Getränke finden Sie in den Regalen Ihres Supermarkts. Wichtig ist die Anmerkung, dass ein Extrakt aus Steviablättern sowie andere Steviaextrakte von der FDA noch nicht für die Verwendung in Lebensmittelprodukten in den USA zugelassen worden sind und lediglich als Ergänzungsmittel erhältlich sind. Wenn Sie in Erwägung ziehen, eine Ergänzungsform von Stevia zu verwenden, sprechen Sie am besten mit Ihrem Arzt und Ernährungsberater, bevor Sie sie in Ihren Speiseplan aufnehmen.

ZUCKERAUSTAUSCHSTOFFE		
Süßstoff	**Markenname**	**Bemerkungen**
Saccharin	Natreen	Saccharin kann einen bitteren Nachgeschmack hinterlassen und muss womöglich mit anderen Süßstoffen kombiniert werden, um den Geschmack zu verbessern, wenn es zum Kochen verwendet wird. Saccharin ist 300–700-mal süßer als Zucker,
Aspartam	Canderel, NutraSweet	Hohe Temperaturen vermindern die Süße, weshalb sich dieses Produkt weniger zum Backen eignet. Aspartam enthält Phenylanalin, das schädlich für Menschen mit der seltenen Krankheit namens Phenylketonurie (PKU) ist. Diese sollten Aspartam daher meiden.
Sucralose	Splenda	Es gibt einige Backprodukte, die Sucralose verwenden, einschließlich einer körnigen Version, die genauso wie Zucker abgemessen wird.
Stevia	Stevia	Achten Sie auf Steviamarken, die eine veredelte Portion des Steviablatt verwenden, die als Rebaudiosid A bekannt ist. Das Verhältnis Zucker:Stevia schwankt mit jeder Marke. Folgen Sie daher den Empfehlungen des Herstellers, falls Sie es zum Kochen oder Backen verwenden.

Fette und Cholesterin

Fett isoliert den Körper und liefert Energie, wenn keine Kohlenhydrate verfügbar sind. Außerdem befähigt es den Körper, die fettlöslichen Vitamine A, D, E und K zu absorbieren und zu verarbeiten. Allerdings können einige Fettarten und Cholesterin das Risiko für Gefäßverkalkung und andere durch Diabetes hervorgerufene Herz-Kreislauf-Komplikationen erhöhen. Fette sind für viele Menschen verwirrend, wenn Sie sich erstmals über das Ernährungsmanagement bei Prädiabetes informieren. Die wenig zielführende Botschaft »alle Fette sind schlecht« etablierte sich in der populären Diätkultur der 1990er-Jahre und ließ die fettfreie Lebensmittelproduktion zu einer Multimillionen-Dollar-Branche werden. Während einige Fette Ihnen im Übermaß nicht guttun, können andere Ihnen tatsächlich helfen, Ihr Cholesterinprofil zu verbessern. Dies sind die Grundlagen über Nahrungsfette:

Gesättigte Fette

Dieser Begriff bezieht sich auf in Fleisch, Milchprodukten und Pflanzenölen vorhandene Fette. Zu viel gesättigtes Fett in der Diät kann mit hohen Werten (schlechten) LDL-Cholesterins in Verbindung stehen. Allerdings ist die Forschung darüber gespalten, ob gesättigte Fette in der Ernährung tatsächlich Ihr Risiko für eine Herzerkrankung erhöhen oder nicht, und jüngste Untersuchungen bestreiten diese Behauptung.

Ungesättigte Fette

Diese Fette kommen in Pflanzen sowie in Fisch und Meeresfrüchten vor. Dazu gehören mehrfach ungesättigte Fette (zum Beispiel Distelöl, Fisch, Walnuss) oder einfach ungesättigte Fette (wie Olivenöl, Nüsse, Avocado). Diese Fettsorten (insbesondere die mehrfach ungesättigten) sind nachweislich wirksam bei der Reduzierung der Werte des Gesamt-Cholesterins und des (schlechten) LDL-Cholesterins.

Transfette/Hydrierte Fette

Zu dieser Kategorie gehören ungesättigte Transfettsäuren oder ungesättigte flüssige Fette, die durch Hinzufügung von Wasserstoff zu einer gesättigteren und festeren Form verarbeitet wurden. Diese Fette kommen häufig in verarbeiteten Backprodukten und im Handel erhältlicher Tiefkühlkost vor und werden teilweise hydrierte oder hydrierte Fette genannt. Transfettsäuren können das (schlechte) LDL-Cholesterin erhöhen und das (gute) HDL-Cholesterin senken, und Sie sollten Ihren entsprechenden Konsum begrenzen oder ganz vermeiden.

»Essentielle« Omegafettsäuren

Das sind Sorten mehrfach ungesättigter Fette, die das Herz schützen und sowohl die Triglyceridwerte als auch den Blutdruck senken. Sie kommen in Fisch, Fischöl, bestimmten Samen und Nüssen sowie in deren Ölen (zum Beispiel Leinsamen, Raps, Sojabohne und Walnuss) vor. Linolen-, Alphalinolen-, Eicosapentaen- und Docosahexaensäuren sind alle essentielle Fettsäuren.

Durch Nahrung zugeführtes Cholesterin

Cholesterin ist in Lebensmitteln vorhanden, die von Tieren stammen, einschließlich Geflügel, Fisch, Eiern, Fleischsorten und Milchprodukten.

Wie viel Fett darf ich essen?

Die National Academy of Medicine hat eine akzeptable Menge des Gesamtfetts für alle Erwachsenen definiert. Sie soll 20 bis 35 Prozent der gesamten Kalorienzufuhr betragen. In Hinblick auf ein Herz-Kreislauf-Risiko ist die Art des Fetts viel wichtiger als die konsumierte Gesamtmenge, sodass das Ziel für Personen mit und ohne Diabetes darin besteht, dass nur 10 Prozent oder weniger der täglichen Kalorien von gesättigten Fetten stammen sollten. Gleichzeitig sollten Transfette so weit wie möglich eingeschränkt werden. Die Cholesterinzufuhr sollte weniger als 200 Milligramm pro Tag betragen. Die ADA empfiehlt außerdem zwei oder mehr Portionen Fisch wöchentlich wegen der herzschützenden Vorteile der Omega-3-Fettsäuren. Beispiele für Fettportionen wären: 1 Teelöffel Butter oder Margarine, ⅛ einer mittelgroßen Avocado oder ein Esslöffel Salatdressing oder Öl.

Protein: Ihre Bausteine für die Gesundheit

Proteine sind Aminosäureketten, die für das Wachstum und die Erhaltung der Zelle verantwortlich sind. Sie kommen in praktisch jedem Teil des Körpers vor. Protein in Nahrungsmitteln aus tierischen Quellen (Fleisch, Geflügel, Fisch und Milchprodukte) wird vollständiges Protein genannt, weil es essentielle Aminosäuren für den Aufbau und Erhalt von Zellen enthält. Protein in Nahrungsmitteln auf pflanzlicher Basis wie Körnern, Bohnen, Obst und Gemüse wird unvollständiges Protein genannt, weil es nur anteilige Gruppen dieser Aminosäuren enthält. Sie können jedoch unterschiedliche Proteine auf Pflanzenbasis miteinander kombinieren, um vollständige Proteine für Ihre Diät zu bilden. Sollten Sie Vegetarier oder Veganer sein und Prädiabetes haben, wird Sie ein Ernährungsberater mit Erfahrung in vegetarischer Menüplanung über einen angemessenen Proteinkonsum beraten.

Wie viel Proteine sollten Sie essen?

Auch die Proteinaufnahmeziele sollten individualisiert werden. Eine grobe Vorgabe lautet jedoch, dass bei Personen mit Prädiabetes 15–20 Prozent der Gesamtkalorien aus Proteinen bestehen sollten, ebenso wie es für die Bevölkerung im Allgemeinen empfohlen wird. Einige Forscher kamen zu dem Schluss, dass höhere Proteindiäten mit einem 20- bis 30-prozentigen Anteil dieser Kalorien vorteilhaft sein könnten, damit das Sättigungsgefühl länger anhält.

Personen mit einer geminderten Nierenfunktion oder Nephropathie müssen womöglich eine Diät mit vielen Proteinen meiden, weil geschädigte Nieren Proteine nicht effizient aus der Blutbahn filtern können. Falls Sie Nierenprobleme haben, sprechen Sie mit Ihrem Arzt und Ernährungsberater über einen angemessenen Proteinwert für Ihre Diät. Beispiele für Proteinportionen wären: 85–150 Gramm Huhn, Fisch, Schweinefleisch oder rotes Fleisch; 125 Gramm Tofu; 1 Ei; oder 56 Gramm Hüttenkäse.

Vernünftige Natriumzufuhr

In bescheidenen Mengen ist Natrium oder Natriumchlorid (Salz) durch Nahrungsaufnahme unschädlich. Tatsächlich hilft das Mineral sogar dabei, ein gesundes elektrolytisches Gleichgewicht beizubehalten. Zusammen mit Kalium reguliert es das Säure-Basen-Gleichgewicht im Blut sowie die Herzfunktion, die Nervenimpulse und Muskelkontraktionen. Allerdings müssen Personen mit hohem Blutdruck vorsichtig sein und dürfen nicht zu viel Natrium in ihre tägliche Diät einbeziehen. Die DASH-Diät-Studie (Dietary Approaches to Stop Hypertension; Ernährungsbedingte Ansätze zur Verhinderung von Hypertonie) fand heraus, dass die Einschränkung der ernährungsbedingten Aufnahme von Natrium mit einer erheblichen Blutdrucksenkung bei Erwachsenen mit Hypertonie einhergeht.

Wie viel Natrium darf ich verzehren?

Für die meisten Menschen mit Diabetes und Bluthochdruck empfiehlt die ADA eine tägliche Natriumzufuhr von 2,3 Milligramm, was einem Teelöffel Natriumchlorid oder Speisesalz entspricht. Der Durchschnittsamerikaner verzehrt jedoch mehr als zweimal so viel. Achten Sie auf zusätzliches Natrium in Gewürzen sowie in verpackten Lebensmitteln und Konserven. Manche Personen mit Hypertonie profitieren womöglich von einer stärkeren Reduzierung der ernährungsbedingten Salzzufuhr. Studien haben gezeigt, dass die Reduzierung von Natrium auf 1,5 Milligramm oder weniger täglich den Blutdruck erheblich senkt, wenn diese Maßnahme zu einer umfassenden DASH-Diät gehört – einem Ernährungskonzept mit wenigen gesättigten Fetten und Cholesterin, aber reich an Ballaststoffen, Protein, Kalzium, Magnesium und Kalium.

Wie sieht es mit Alkohol aus?

Wenn es um Alkohol und Ihre Gesundheit geht, ist Mäßigung immer das beste Rezept. Bedenken Sie die Fakten über Alkohol und entscheiden Sie, ob eine maßvolle Menge Alkohol zu Ihrem Therapieplan für Prädiabetes passt. Alkohol liefert keine essentiellen Nährstoffe, ist aber eine Kalorienquelle. Wenn Sie trinken und Schwierigkeiten beim Abnehmen haben, sollten Sie die Kalorien nicht übersehen, die der Alkohol zu Ihrer Gesamtzufuhr beisteuert. Alkohol kann die Blutfettwerte beeinflussen und die Triglyceride erhöhen. Diese beiden gesundheitlichen Aspekte sind vermutlich schon ein Anlass zur Besorgnis für Sie.

Es ist völlig in Ordnung, bestimmten Rezepten eine geringe Menge Alkohol hinzuzufügen. Ein Schluck Wein oder aromatisierter Schnaps kann das Aroma des Gerichts verstärken und als fettarme Kochzutat oder als Marinade berücksichtigt werden. Der Alkoholgehalt verringert sich beim Kochen, aber das Aroma bleibt.

Es ist angerichtet: Der Speiseplan

Ein Treffen mit einem staatlich anerkannten Ernährungsberater ist ein absolutes Muss für jeden Prädiabetes-Patienten. Ein guter Ernährungsberater wird Ihnen die unterschiedlichen Nahrungsmittelkategorien (Kohlenhydrate, Proteine, Fette) detaillierter erklären und mit Ihnen gemeinsam einen Speiseplan erstellen, der zu Ihrem Lebensstil passt. Wenn Sie noch keinen Ernährungsberater haben, sollten Sie

Ihren Arzt um eine Überweisung bitten oder eine entsprechende Online-Datenbank konsultieren – zum Beispiel: https://www.diabetesde.org/ernaehrung-diabetes

Vitamin- und Mineralergänzungsmittel

Eine ausgewogene Diät, die Nahrungsmittel aus allen erforderlichen Nahrungsmittelgruppen enthält, erfüllt im Allgemeinen die Ernährungsbedürfnisse der meisten Erwachsenen. Manche Personen haben zusätzlich zum Prädiabetes noch weitere Gesundheitsprobleme, was sich auf den spezifischen Nährstoffbedarf auswirken kann. Besprechen Sie all Ihre Gesundheitsprobleme mit Ihrem Arzt und einem staatlich anerkannten Ernährungsberater, um zu bestimmen, ob Sie Vitamin- und Mineralergänzungsmittel nehmen sollten, die Ihren speziellen Ernährungsbedürfnissen entsprechen.

Außerdem besteht eine einfache Möglichkeit zur Planung von Mahlzeiten darin, die sogenannte Tellermethode zu benutzen – die gängigste Richtlinie für Nahrungsmittel. Entwickelt vom U.S-Landwirtschaftsministerium, ersetzte sie 2011 die sogenannte »Ernährungspyramide«. Mit der Tellermethode füllen Sie die Hälfte Ihres Esstellers mit stärkefreiem Gemüse, ein Viertel Ihres Tellers mit Protein und das verbleibende Viertel mit Getreide und stärkehaltigen Lebensmitteln. Sie können eine Portion Obst, ein Milchprodukt oder beides hinzufügen, falls es Ihr Speiseplan erlaubt. Möglich ist auch ein kalorienarmes Getränk. Weitere Informationen finden Sie online unter https://www.diabetesde.org/teller-methode. Weitere Online-Ressourcen für Speisepläne, die Tellermethode und die Berechnung der Kohlenhydrate finden Sie im Anhang C.

Jetzt, da Sie die Grundlagen für Ernährung und Prädiabetes kennen, wird es Zeit, dies in die Praxis umzusetzen. Im Folgenden finden Sie einige wichtige Gewohnheiten, die Sie annehmen sollten. Dazu gehören spezielle Vorschläge und Handlungsschritte, um positive Veränderungen Ihres Essverhaltens zu bewirken, die die Blutzuckerkontrolle und die allgemeine Gesundheit fördern.

1. Gehen Sie clever mit Stärke um

Stärke versorgt den Körper mit Energie. Sie sollten sich aber vergewissern, es mit Portionen stärkehaltiger Nahrungsmittel nicht zu übertreiben, was später einen Anstieg des Blutzuckerspiegels hervorrufen könnte. Reservieren Sie für Stärkeportionen ein Viertel Ihres Tellers und entscheiden Sie sich für Vollkornvarianten, die einen hohen Anteil an Ballaststoffen haben. Die beste Möglichkeit, mehr Vollkorn in Ihre Speisen zu bringen, besteht darin, Raffinate durch Vollkornprodukte zu ersetzen. Fangen Sie allmählich damit an, raffiniertes Getreide in Ihrem Küchenschrank durch Vollkornnahrung zu ersetzen und mäßige Portionen zu verzehren.

So bleiben Sie am Ball

- Wenn ein Rezept weißes Mehl (Haushaltsmehl) vorgibt, experimentieren Sie damit, einen Teil des Mehls durch eine Vollkornvariante zu ersetzen.
- Benutzen Sie ein Vollkorngericht als Beilage oder mischen Sie es mit Gemüse, Linsen oder Bohnen.
- Probieren Sie jede Woche ein »neues« Getreide, das Sie zuvor noch nicht verwendet haben.
- Quinoa, Naturreis, Bulgur oder Kascha mögen Ihnen nicht vertraut sein, aber diese Getreidesorten sind genauso leicht zuzubereiten wie weißer Reis.
- Fügen Sie Suppen, Salaten oder Aufläufen Getreide wie Naturreis, Gerste oder Quinoa statt weißem Reis oder Nudeln hinzu.
- Entscheiden Sie sich für gekochtes Vollkorngetreide wie Hafer oder Mehrkornmischungen als warme Frühstücksflocken oder versuchen Sie es mit einem Rezept für gebackenen Haferbrei.
- Falls Sie nicht an Bran (Kleie) oder Getreideflocken mit hohem

Ballaststoffanteil gewöhnt sind, versuchen Sie es mit einer Mischung gleicher Mengen Ihrer üblichen Getreideflocken.

- Wechseln Sie zu Vollkorncrackern, statt Salzcracker oder andere Cracker aus Weißmehl zu essen.
- Verwenden Sie Haferflocken oder Semmelbrösel aus Weizenvollkorn in Speisen wie Hackbraten oder Fleischklößchen.

2. Essen Sie sich satt an stärkefreiem Gemüse

Füllen Sie die Hälfte Ihres Tellers mit rohem und/oder gekochtem Gemüse, um satt zu werden. Ihre Nährstoff- und Ballaststoffzufuhr wird so auf hohem Niveau gehalten und Ihre Kalorien und Kohlenhydrate reduziert. So fördern Sie die Kontrolle des Blutzuckers und Ihres Gewichts. Es gibt viele großartige Möglichkeiten, die Gemüseportionen in Ihren Familienmahlzeiten zu vergrößern. Seien Sie kreativ, um täglich eine Menge Gemüse zu sich zu nehmen.

So bleiben Sie am Ball

- Heben Sie geriebene Möhren unter die Spaghetti oder rühren Sie Dosenkürbis in die Nudelsoße. Backen Sie eine Gemüselasagne. Sie können sogar Gemüse unter Ihre Marinara- oder Pizzasoße mischen.
- Verbergen Sie Gemüse wie Zucchini, Brokkoli und Pilze in einer Quesadilla oder schnippeln Sie sie in ein Omelette.
- Falten Sie einen festlichen Burrito oder eine Tostada mit Schwarzen Bohnen, Naturreis, Käse, Avocado und Tomatensalsa.
- Backen Sie geriebene Zucchini und Möhren zu schnellen »Broten« und Muffins.
- Lassen Sie großzügige Portionen Möhren und Sellerie in Nudel- oder Reissuppe mit Hühnchen ziehen, oder probieren Sie pürierte Suppen mit Möhren oder Butternusskürbis. Bereiten Sie einen Eintopf mit Fleisch und Gemüse zu.
- Verteilen Sie reichlich Gemüse wie Pilze und Paprika auf einem dünn ausgerollten Pizzateig.
- Mixen Sie Gemüse wie Möhren (sogar Spinat!) in einen Obstsmoothie.
- Verwenden Sie gedünsteten, gestampften oder pürierten Blu-

menkohl als falschen Kartoffelbrei oder sehr klein geschnitten und gekocht als Reisersatz.

- Fügen Sie geschnittenes Gemüse wie Möhren, Paprika und Pilze Ihrem Hackbraten, Ihren Burgern oder Fleischbällchen hinzu (verwenden Sie anfangs mageren, durch den Fleischwolf gedrehten Truthahn, um das gesättigte Fett zu reduzieren).

3. Vernünftiger Umgang mit Milchprodukten

Sowohl die ADA als auch das U.S.-Landwirtschaftsministerium empfehlen den Verzehr fettarmer statt vollfetter Milchprodukte. Traditionsgemäß beruht diese Empfehlung auf der mutmaßlichen Verbindung zwischen gesättigtem Fett und Herzerkrankungen. Es wird jedoch weiterhin erforscht, ob wir wirklich ganz und gar die Hände von gesättigtem Fett lassen sollten. Einstweilen sollten Sie sich angewöhnen, den Konsum vollfetter Milchprodukte auf kleine Mengen einzuschränken und zu verstehen, dass fettarme Milchprodukte wie Käse, Hüttenkäse, Joghurt und Milch weniger Fett und Kalorien aufweisen. Sie tragen zur Sättigung bei und sind sowohl gute Kalziumquellen für die Knochengesundheit als auch gute Proteinquellen für die Muskelmasse.

Sie sollten wissen, dass ein Glas Milch oder ein leichter Joghurt 12 Gramm Kohlenhydrate enthält. Sie müssen das in Ihrem Kalorienbudget berücksichtigen, sodass Sie die Kontrolle über Ihren Blutzucker behalten. Wenn Sie Milchprodukte nicht verdauen können oder allergisch dagegen sind, können Sie es mit Milch- und Joghurt-Alternativen aus Soja oder Mandel versuchen. Prüfen Sie zuvor aber die Liste der Inhaltsstoffe sehr genau, um zugefügten Zucker und zu viele andere Zusatzstoffe aufzuspüren.

So bleiben Sie am Ball

- Käseportionen sollten nicht mehr als 30 Gramm wiegen – mit einer Scheibe Käse auf einem Sandwich oder 30 Gramm geriebenem Käse auf einem Salat kommt man schon sehr weit.
- Normaler Joghurt, vor allem Fruchtjoghurt, kann eine Tonne Kohlenhydrate und Zucker haben, halten Sie sich daher an die »leichten« Varianten oder, noch besser, kaufen Sie ungesüßten

Naturjoghurt und fügen Sie ihr eigenes frisches Obst hinzu, um später unerwünschte Spitzenwerte Ihres Blutzuckers zu vermeiden.

- Der neuerdings beliebte Griechische Joghurt, der passiert wird, um mehr Protein und weniger Kohlenhydrate zu erreichen, ist ebenfalls eine großartige Wahl.

4. Genießen Sie Obst in seiner natürlichen Form

Wenn es um Obst geht, ist die ganze Frucht die beste Wahl. Auf diese Weise bekommen Sie all die Nähr- und Ballaststoffe ohne zusätzlichen Zucker. Früchte enthalten natürlichen Zucker (Fruktose), die den Blutzuckerspiegel erhöhen, aber sie enthalten auch Ballaststoffe, die diese Wirkung abmildern. Hier geht es einzig und allein darum, auf frisches Obst und auf die Portionen zu achten. Zu den Früchten, die reich an Ballaststoffen sind, gehören: Wassermelonen, Erdbeeren, Grapefruit, Brombeeren, Heidelbeeren und Honigmelonen. Kein Obst ist verboten, solange Sie auf Ihre Portionen achten. Genießen Sie eine Vielfalt frischer Früchte – verteilen Sie diese über den Tag und essen Sie sie in vernünftigen Portionen.

So bleiben Sie am Ball

- Genießen Sie 2–3 Portionen Obst am Tag, aber verteilen Sie sie während des Tages auf Mahlzeiten und Snacks.
- Wählen Sie ein Stück Obst als Snack, streuen Sie frische Beeren über Naturjoghurt, Frühstücksflocken oder Salate oder probieren Sie einen leckeren Obstsalat mit Früchten der Saison als erfrischenden Nachtisch.
- Denken Sie daran, Obstsäfte sowie Dosenfrüchte in Sirup und Säften zu minimieren. Vermeiden Sie auch alle Trockenfrüchte (zum Beispiel Rosinen, Pflaumen, Datteln, getrocknete Aprikosen), weil sie extrem zuckerhaltig sind.

5. Mehr Protein: aber bitte fettarm

Die gute Nachricht lautet: Wenn Sie Fleisch, Geflügel und Fisch ohne Saucen und Panaden zubereiten, sind diese Speisen kohlenhydratfrei und rappelvoll mit Proteinen, die ihnen bei der Kontrolle des Gewichts helfen und Ihren Blutzucker nicht in die Höhe schnellen lassen. Sorgen Sie bei jeder Mahlzeit für genügend Proteine.

So bleiben Sie am Ball

- Entscheiden Sie sich für fettarme Optionen wie Huhn und Putenbrust ohne Haut, Schweinelende oder -kotelett und weißen Fisch. Mit der Entscheidung für fettarmes rotes Fleisch wie Rinderfilet oder ein Stück aus der Oberschale (Zuschnitte, die weniger mit Fett durchwachsen sind) vermeiden Sie ebenfalls einige der zusätzlichen Fette und Kalorien. Außerdem trägt die Zubereitung von Fleischgerichten mit wenig Fett wie Backen, Dämpfen oder Grillen zu einer gesunden Ernährung bei.
- Für alle Nahrungsmittel gilt: Frisch sind sie am besten. Minimieren Sie den Konsum getrockneter, geräucherter und verarbeiteter Fleischsorten (wie Speck, Wurst und Fleischdelikatessen), die viel Natrium und Zusatzstoffe wie Nitrate enthalten.
- Es gibt wenige Alternativen zu fettarmen Proteinen, die noch gesund sind; dazu gehören aber Nüsse, Nussmus und fetter Fisch (wie Thunfisch oder Lachs), die gesunde Fette enthalten. Nussmus eignet sich hervorragend für Sandwiches oder auf Vollkorncrackern, Stangensellerie und Apfelscheiben.
- Bohnen und Gemüse sind eine billige, leicht zugängliche Quelle für pflanzliches Protein und enthalten außerdem eine Menge lösliche Ballaststoffe. Eine Portion Bohnen (ca. 125 cm^3) enthält neben ihren 7 Gramm Protein noch etwa 15 Gramm Kohlen-

hydrate. Verwenden Sie Bohnen in Suppen, auf Salaten und als ballaststoffreiche, stärkehaltige Beilage.

- Tofu ist eine gute vegetarische Proteinquelle, allerdings sollten Sie bei Fleischersatz auf Sojabasis achtgeben, weil viele Produkte mit Natrium und anderen Zusatzstoffen verarbeitet werden.

6. Gesunde Fette in kleinen Mengen genießen

Die Forschung hat zunehmend gezeigt, dass der »fettfreie« Trend der 1990er-Jahre nicht mehr der Weisheit letzter Schluss ist. Die Berücksichtigung gesunder Fette auf Pflanzenbasis in kleinen Portionen kann der Sättigung dienen, fügt Aroma und gesunde Nährstoffe hinzu und sorgt obendrein für eine schützende Wirkung, was Prädiabetes, Diabetes und Herzerkrankungen betrifft. Versuchen Sie, jeder Mahlzeit einen Klecks gesunden Fetts hinzuzufügen, aber übertreiben Sie es nicht. Fette lassen Ihren Blutzucker nicht ansteigen, aber sie enthalten viele Kalorien, sodass Sie Ihre Portionen klein ausfallen lassen sollten, um eine unerwünschte Gewichtszunahme zu vermeiden. Fette enthalten mehr als zweimal so viele Kalorien pro Gramm wie Proteine und Kohlenhydrate, sodass zu viel des Guten sich an Ihrer Taille bemerkbar macht.

So bleiben Sie am Ball

- Zwei großartige Alternativen, gesunde Fette zu sich zu nehmen, sind Nüsse und Avocado. Fügen Sie Ihren Salaten und Ihren Omelettes 1–2 Esslöffel Avocado hinzu oder streichen Sie sie auf Ihren Toast. Genießen Sie eine Handvoll Nüsse als Snack oder streuen Sie sie (oder Sonnenblumenkerne) auf Ihre Frühstücksflocken oder Salate.
- Sie sollten Ihren Ölkonsum in Grenzen halten. Obwohl pflanzliche Öle wie Oliven- und Rapsöl ungesättigte, herzstärkende Fette enthalten, kann ein zu hoher Verbrauch beim Kochen einem scheinbar kalorienarmen Nahrungsmittel wie Gemüse problemlos eine Menge Kalorien hinzufügen.

7. Vermeiden Sie Salz

Denken Sie daran, dass die aktuellen *Ernährungsrichtlinien für Amerikaner* für gesunde Erwachsene eine Natriumaufnahme von nicht mehr als 2,3 Milligramm Natrium pro Tag empfehlen. Dieses Ziel zu erreichen, ist besonders herausfordernd für Personen, die sich auf verpackte und verarbeitete Nahrungsmittel als großen Bestandteil ihrer Ernährung verlassen. Wenn Sie den Verzehr verarbeiteter Lebensmittel reduzieren und mehr naturbelassene und frische Nahrung zu sich nehmen, können Sie Ihren täglichen Natriumkonsum verringern. Zwar erhöht Salz bei vielen Menschen den Blutdruck nicht, aber bei manchen schon, sodass eine gemäßigte Zufuhr empfohlen wird. Es gibt immer noch eine Menge Möglichkeiten, das Essen zu würzen und den Geschmack zu intensivieren, ohne dafür Salz zu verwenden.

So bleiben Sie am Ball

- Lassen Sie Salz weg oder reduzieren Sie in Standardrezepten die Menge um 25–50 Prozent.
- Benutzen Sie Gewürze mit niedrigem Natriumanteil und Aromen wie frisches Basilikum, Zitronen, Paprika, Knoblauch, Senf, Salsa, Essig und handelsübliche Gewürzmischungen statt Salz, um Ihr Essen zu würzen.
- Schränken Sie den Konsum stark verarbeiteter Lebensmittel wie verpackte Mischungen, Fertiggerichte, Snacks und verarbeitetes Fleisch ein.
- Bereiten Sie mehr Suppen, Eintöpfe, Aufläufe oder Beilagen von Grund auf zu.
- Achten Sie auf Ihren Gebrauch des Salzstreuers beim Kochen und am Tisch.

8. Überdenken Sie Ihre Getränkeauswahl

Vielleicht wissen Sie bereits, dass es wichtig ist, im Lauf des Tages viel Flüssigkeit zu sich zu nehmen. Allerdings müssen Sie auch auf die Qualität und nicht nur auf die Menge Ihrer Getränke achten. Wasser ist das Beste, was Sie trinken können, weil es, ohne Zusatzstoffe, Ihren Körper einfach nur mit Flüssigkeit versorgt. Konzentrieren Sie sich auf den Konsum von Wasser als Hauptquelle der Hydrierung, um Kalorien, Zucker und Zusatzstoffe zu sparen. Versuchen Sie, Ihre Getränke so einfach wie möglich zu halten.

So bleiben Sie am Ball

- Vermeiden Sie Softdrinks, Fruchtsäfte, Smoothies und/oder gesüßte Kaffeegetränke; das sind leere Zucker- und Kalorienquellen, die sich verheerend auf Ihren Blutzuckerspiegel und Ihre Taille auswirken. Entscheiden Sie sich stattdessen für entkoffeinierten Tee und Kaffee und prickelndes Wasser mit einem Spritzer Zitrone.
- Trinken Sie Alkohol in Maßen und beschränken Sie ihn, wenn möglich, auf besondere Gelegenheiten, um überflüssige leere Kalorien zu vermeiden. Wenn Sie sich einen Drink genehmigen wollen, dann ist kalorienarmes Bier, ein schwacher Margarita, eine Bloody Mary, einen Rum-Cola (mit Diätcola), ein 150-Milliliter-Glas Rotwein oder ein Wodka mit Selterswasser statt Tonic Water eine gute Wahl.
- Halten Sie sich bei Getränken mit künstlichen Süßstoffen zurück (oder vermeiden Sie sie möglichst), um den Konsum von Chemikalien zu minimieren.

9. Kontrollieren Sie Ihre Portionen

Es ist eine gute Idee, die meisten Nahrungsmittel und Getränke, die Sie konsumieren, abzumessen, bis Sie ein Gefühl für die Größen der Portionen bekommen. Auf diese Weise ist die Wahrscheinlichkeit geringer, dass Sie es übertreiben, was zu höheren Blutzuckerwerten und Übergewicht führen könnte. Die Welt da draußen wird von Übergrößen dominiert, und die meisten Menschen sind erstaunt, wenn Sie feststellen, dass ihre Vorstellung von einer Einzelportion in Wirklichkeit zwei oder drei Portionen sind. Die einzigen Hilfsmittel, die Sie wirklich benötigen, sind eine einfache und billige Grammwaage, Messbecher für trockene und flüssige Produkte und Messlöffel. Versuchen Sie einmal, Ihre Portionen regelmäßig zu messen und grob zu schätzen.

So bleiben Sie am Ball

- Anfangs empfiehlt es sich, alles, was nicht im Voraus gemessen ist, zuerst mit einer Waage, einem Becher oder Löffel zu kontrollieren. So werden Sie gut darin, Portionen in Augenschein zu nehmen, wenn Sie außer Haus essen.
- Außerdem gibt es eine Menge raffinierter Tricks, um Portionsgrößen abzuschätzen, wie zum Beispiel:
  - Ein Becher Obst oder Joghurt = ein Baseball, eine geballte Faust oder ein kleiner Apfel
  - 100 Gramm Fisch, Fleisch oder Geflügel = ein Kartenspiel, Ihr Handteller oder ein Päckchen Papiertaschentücher
  - 1 Teelöffel Butter oder Mayonnaise = ein Fingerhut oder der Kopf einer Zahnbürste
  - 1 Esslöffel Erdnussbutter = die Größe Ihres Daumens
  - 30 Gramm Käse = eine Tube Lippenbalsam, eine AA-Batterie oder ein Dominostein

10. Gesund und preiswert

Essen muss nicht teuer sein. Sie müssen nicht Unmengen Geld ausgeben, um bei einem vernünftigen Speiseplan für Ihren Prädiabetes zu bleiben. Haben Sie keine Scheu davor, Gutscheine und Rabattmarken zu sammeln. Es gibt so viele Möglichkeiten, aus einer Vielfalt gesunder Nahrungsmittel zu wählen, die Ihr Budget nicht übersteigen.

So bleiben Sie am Ball

- Kaufen Sie Vollkornprodukte und andere Grundnahrungsmittel en gros. Vermeiden Sie Snackpackungen und Einzelportionen; kaufen Sie Großpackungen und messen Sie sie zu Hause portionsweise ab.
- Viele Geschäfte bieten Artikel mit denselben Inhaltsstoffen oder ihre eigenen Versionen beliebter Vollkornflocken und -brote an. Legen Sie sich daher einen Vorrat davon an, um die Kosten zu senken.
- Ihr eigenes hausgemachtes Gebäck ist billiger und gesünder obendrein, zumal Sie Vollkornmehl verwenden und den Zucker reduzieren können. Kaufen Sie Obst und Gemüse der Saison, da diese höchstwahrscheinlich günstig angeboten werden und am besten schmecken.
- Kaufen Sie einen ganzen Kopfsalat und waschen Sie ihn selbst in einer Salatschleuder, was häufig die Kosten gegenüber abgepacktem Salat verringert.
- Probieren Sie ein paar tolle Dosenfrüchte und -gemüse wie Kürbis, Rote Bete, Tomaten und Ananas im eigenen Saft (gespült).
- Der Kauf frisch tiefgefrorener Früchte und Gemüse ist eine großartige Möglichkeit, sie das ganze Jahr über günstig zu bekommen, und ihnen wird weder Natrium noch Zucker hin-

zugefügt. Kaufen Sie Milch, Joghurt, Käse, Hüttenkäse, Eier und Frischfleisch wöchentlich im Angebot, um die Kosten zu senken.

- Getrocknete Bohnen oder Dosenbohnen sind billig und reich an Protein und Ballaststoffen. Ein großes Glas Erdnussbutter reicht eine Zeit lang für Sandwiches und Snacks aus.

11. Clever einkaufen

Die richtige Vorbereitung und geistige Verfassung macht den entscheidenden Unterschied beim Lebensmittelkauf. Gehen Sie nie in den Supermarkt, wenn Sie Hunger haben, weil Sie das in eine Situation hineinmanövrieren kann, in der Sie der Versuchung nachgeben, weniger gesunde Nahrung zu kaufen. Nehmen Sie sich Zeit und planen Sie im Voraus, bevor Sie in den Supermarkt gehen, damit Sie auf der richtigen Spur bleiben.

So bleiben Sie am Ball

- Gehen Sie nach einer Mahlzeit oder nach einem kleinen, gesunden Snack wie einem Stück Obst oder Fadenkäse (Filata) einkaufen.
- Listen Sie die Lebensmittel auf, die zu Ihrem Prädiabetes-Speiseplan passen, sodass Sie vorbereitet ankommen und Ihre Zeit im Supermarkt bestmöglich einteilen. Erstellen Sie eine Grundliste am Computer, die Sie ausdrucken oder auf Ihrem Smartphone bereithalten können. Im Lauf des Jahres fügen Sie Dinge hinzu, sodass Sie nicht jedes Mal das Rad neu erfinden müssen, wenn Sie wieder an den Ladenregalen entlang gehen müssen.

12. Essen Sie auswärts! Aber bitte im Rahmen Ihres Speiseplans

Halten Sie sich an Ihre Regeln und übertreiben Sie es nicht, wenn Sie essen gehen. Eine Planung im Voraus, kluger Ersatz und eine gute Menüwahl können Ihnen helfen, im Rahmen Ihres Speiseplans zu bleiben.

So bleiben Sie am Ball

- Denken Sie daran, bei Essensentscheidungen die Tellermethode anzuwenden (Teller = ¼ Protein, ¼ Stärke und ½ nicht stärkehaltiges Gemüse).
- Verzichten Sie auf den Brotkorb oder die Chips und beginnen Sie stattdessen mit einem Salat oder mit einer Brühe.
- Bitten Sie darum, dass alle Gewürze neben dem Gericht serviert werden.
- Sollten Sie Appetit auf ein Steakgericht haben, tauschen Sie die Kartoffeln gegen eine doppelte Portion Salat oder Gemüse ein.
- Vermeiden Sie Brotprodukte und alles Gebratene und in fettem Öl oder in Butter Gedünstete. Zu den besten Menüangeboten im Restaurant zählen:

  - mit Tomatensoßen statt Sahnesoßen zubereitete Gerichte
  - Gegrillte, pochierte oder gebackene Fisch- oder Geflügelgerichte
  - Ohne Bratensaft oder Soßen serviertes Grill- oder Backfleisch
  - Gedünstetes, kurz gebratenes oder gegrilltes Gemüse
  - Ballaststoffreiche Stärken wie Naturreis, Vollkornnudeln, mit der Schale gebackene Kartoffeln (aber nur ¼ -Tellerportionen)
  - Brühe statt Sahnesuppen

  - Salat mit Dressing daneben und ohne Extras wie Käse und Croutons.
- Und zum Nachtisch? Bestellen Sie einen einzigen Nachtisch für den ganzen Tisch und nehmen Sie nur einen oder zwei Löffel davon, bestellen Sie Obst oder genießen Sie einen zuckerfreien Lutschbonbon oder einen kleinen gesunden Nachtisch, der zu Ihrem Speiseplan gehört und zu Hause auf Sie wartet. In Anhang B am Ende dieses Buches finden Sie mehr Details über gesundes Essen außer Haus.

13. Vernünftige Snacks

Snacks sind eine großartige Möglichkeit, Sie mit Energie zu versorgen. Sie können Sie vor übermäßigem Hunger bewahren und davor, bei den Hauptmahlzeiten zu viel zu essen. Lassen Sie sich aber nicht von einem außer Kontrolle geratenen Heißhunger auf Snacks manipulieren. Zu viel Naschen, vor allem, wenn Sie das Falsche essen, bringt Ihren Blutzucker und Ihr Gewicht womöglich außer Kontrolle. Mit der Entscheidung für die richtigen Snacks zwischen den Mahlzeiten können Sie den entscheidenden Unterschied bewirken und mit Ihrem Speiseplan auf Kurs bleiben.

So bleiben Sie am Ball

- Planen Sie im Voraus, um gesunde Snacks in Ihrem Küchenschrank oder unterwegs mühelos griffbereit zu haben. Dadurch vermeiden Sie es, sich einfach irgendetwas zu schnappen oder zu kaufen, wenn Sie Hunger bekommen.
- Es kann einerseits hilfreich sein, Snacks zu konsumieren, die ballaststoffreich sind, und andererseits Minikombinationen aus Protein und Fett zu verzehren, damit Sie gesättigt sind und Ihre Blutzuckerwerte bis zur nächsten Mahlzeit stabil bleiben. Eine gute Wahl aus der Perspektive ballaststoffreicher Ernährung ist ein ganzes Stück Obst, 120 Gamm Beeren, 40 Gramm enthülste Edamame-Bohnen (Sojabohnen), 350 Gramm Heißluft-Popcorn oder rohes Gemüse mit fettarmem Ranch-Dressing (aus Buttermilch).
- Wenn Sie auf der Suche nach einem gesünderen Snack mit Kohlenhydraten plus Protein sind, dann probieren Sie einen halben Apfel, mit einem Esslöffel Erdnussbutter bestrichen, 180 Gramm griechischen Joghurt mit 80 Gramm frischem Obst, fünf Voll-

korncracker mit 30 Gramm Käse oder eine Reiswaffel mit zwei Esslöffeln Hummus.

- Suchen Sie eine kohlenhydratarme Alternative? Ein fettarmer Fadenkäse oder eine Handvoll Nüsse oder Selleriestangen mit Erdnussbutter genügen.

14. Kontrollieren Sie die Zutatenliste – weniger ist mehr

Belassen Sie es einfach und natürlich, wenn es um Ihren Prädiabetes-Speiseplan geht. Meiden Sie verarbeitete Nahrungsmittel, sooft Sie können; eine lange Zutatenliste sollte ein Warnsignal sein. Schränken Sie den Verzehr verpackter Lebensmittel ein, die Zusatzstoffe wie Zucker und Salz enthalten können, ganz zu schweigen von Unmengen Stabilisatoren und Chemikalien, die Sie womöglich nicht einmal aussprechen können.

So bleiben Sie am Ball

- Sie können sich das Rätselraten bei der Entscheidung für Lebensmittel sparen, indem Sie gesunde und natürliche Nahrungsmittel wählen wie frisches Obst und Gemüse; Grundnahrungsmittel aus Vollkorn wie Haferflocken, Naturreis und Mais-Tortillas; sowie frisches Fleisch und Geflügel; Nüsse und natürliches Nussmus, um ein paar Beispiele zu nennen.
- Versuchen Sie, mehr frische Lebensmittel zu essen, die Sie sich selbst zu Hause zubereiten können.

15. Das Kauderwelsch der Nahrungsmitteletiketten verstehen

Wenn Sie sich die Etiketten mit den Nährwertangaben ansehen, kann das manchmal anstrengend und verwirrend sein. Glücklicherweise überarbeiten die Behörden das Nährmitteletikett ständig, um die auf den neuesten Stand gebrachte Informationen über Nährwerte und wissenschaftliche Erkenntnisse wiederzugeben und alles ein wenig lesbarer zu gestalten. Nehmen Sie sich Zeit, Etiketten zu lesen und zu verstehen, damit Sie Ihre Nahrungsmittel besser kennenlernen.

So bleiben Sie am Ball

- Konzentrieren Sie sich auf die entscheidenden Bestandteile des Etiketts wie Portionsgröße, Menge der Nährstoffe pro Portion und auf die Zutatenliste:

  – Portionsgröße: Jedes Etikett muss die Größe einer Portion angeben. Die auf einem Etikett aufgelistete nährwertbezogene Information beruht auf einer Portion des Lebensmittels
  – Menge pro Portion: Jede Packung gibt die Anzahl der Nährstoffe und Lebensmittelbestandteile für eine Portion an.
  – Prozent des Tageswerts: Zeigt an, wie viel eines speziellen Nährstoffs eine Portion des Lebensmittels im Vergleich zu einer durchschnittlichen 2000-Kalorien-Diät enthält.
  – Zutatenliste: Das ist eine Auflistung der Inhaltsstoffe eines Lebensmittels, absteigend geordnet nach Vorrang und Gewicht.

- Womöglich sehen Sie, dass der Abschnitt für Kohlenhydrate auf dem Nährwertetikett aus mehreren Teilen besteht. Die Gesamtkohlenhydrate stellen die in einem Lebensmittel enthaltene

Menge der Kohlenhydrate in Gramm dar. Darunter werden andere Fakten aufgelistet: Ballaststoffe, Zucker, zusätzlicher Zucker und manchmal auch Zuckeralkohole. Seien Sie sich darüber im Klaren, dass all diese Werte zu den Gesamtkohlenhydraten gehören.

16. Kreatives Kochen für Ihre Gesundheit

Es gibt viele Möglichkeiten, Nahrungsmittel zuzubereiten, die nicht nur Nährstoffe und guten Geschmack bewahren, sondern auch den Gebrauch von Zucker, Salz und Fett zu minimieren. Ein wenig Kreativität mit Gewürzen, Kräutern oder die unkonventionelle Zusammenstellung von Lebensmitteln bereichern das Essen mit Aroma – ohne Fett, Natrium oder Kalorien hinzufügen zu müssen. Probieren Sie neue Möglichkeiten gesunden Kochens zu Hause aus. Ihre auf gesunde Weise zubereiteten Lebensmittel können garantieren, dass Ihre zu Hause gekochten Speisen im Einklang mit Ihrem Speiseplan für Prädiabetes stehen.

So bleiben Sie am Ball

- Pfannenrühren, Backen und schonendes Kochen sind Beispiele für Techniken, die zeitsparend sind und zu gesünderem Essen führen. Pfannenrühren benötigt nur eine kleine Menge Öl und gart Lebensmittel schnell bei hohen Temperaturen. Es erlaubt Ihnen, verschiedene Produkte für ein schnelles, gesundes Essen miteinander zu kombinieren. Lebensmittel, die sich für die Methode des Pfannenrührens gut eignen, sind Gemüse, Geflügel, Fleisch, Fisch und gekochtes Getreide. Zum Backen oder Grillen ist es erforderlich, Lebensmittel auf einem Gestell zu braten, sodass das Fett in ein Blech oder in eine Flamme darunter tropfen kann. Das meiste Fleisch und Geflügel sowie die meisten Fischsorten lassen sich grillen oder backen. Durch Backen statt Kochen in Öl werden Fett und Kalorien reduziert.
- Schongarer (Slowcooker) sind inzwischen wieder äußerst beliebt, und das aus gutem Grund. Sie sind sehr einfach zu benutzen und können bei dem Versuch, gesund zu kochen, eine

Menge Zeit in der Küche sparen. Man platziert die Lebensmittel am frühen Morgen in den Schongarer und erlaubt ihnen, bei geringer Temperatur einige Stunden lang zu kochen. Die im Schongarer zubereiteten Gerichte benötigen keine zusätzlichen Fette, während das schonende Kochen dazu beiträgt, zäheres Fleisch zarter zu machen. Suppen, Soßen und Eintöpfe sind nur ein paar Beispiele für die Dinge, die Sie in einem Schongarer zubereiten können.

17. Reduzieren Sie beim Backen Zucker und Fett

Wenn Sie zu Hause backen, können Sie den Zucker, das Fett und die Kalorien kontrollieren. So können Sie Ihre Lieblingsrezepte mit gesundem Essen in Einklang bringen, um den Prädiabetes in den Griff zu bekommen. Es gibt verschiedene Möglichkeiten, Rezepte so zu verändern, dass sie zu Ihrem Speiseplan passen und dennoch der Geschmack nicht verlorengeht.

So bleiben Sie am Ball

- Versuchen Sie, den Zuckergehalt eines Standardrezepts um 25–50 Prozent zu verringern. Normalerweise ist es am besten, mit einer kleineren Reduzierung (25 Prozent) zu beginnen und allmählich jedes Mal die Zuckermenge zu verringern, wenn Sie das Produkt herstellen. Vergewissern Sie sich, ob die Eigenschaften des Lebensmittels irgendwelchen bedeutsamen oder unerwünschten Veränderungen unterliegen und passen Sie sie gegebenenfalls an.
- Verwenden Sie pürierte, ungesüßte Früchte oder Fruchtsäfte, um einen Teil des Zuckers oder den ganzen Zucker in einem Rezept zu ersetzen. Honig oder Ahornsirup sind Zucker und beeinflussen den Blutzuckerspiegel. Allerdings können beide ein Lebensmittel süßer machen. Kohlenhydrate und Kalorien lassen sich reduzieren, wenn Sie eine kleinere Menge dieser Zucker in einem Rezept verwenden.
- Viele Rezepte können eine Fettreduzierung um bis zu 50 Prozent vertragen. Um Fett, aber nicht das Volumen zu ersetzen, versuchen Sie, die Hälfte des im Rezept verlangten Öls oder Backfetts durch Naturjoghurt, Apfelmus, zerdrücke reife Bananen

oder anderes püriertes Obst zu ersetzen. Falls das Produkt zusätzlich zum Volumen noch Süße braucht, sind Apfelmus oder zerdrückte reife Bananen gute Optionen.

18. Nutzen Sie Ihre Rezeptquellen

Sind Sie ratlos, wenn Sie versuchen, auf mehr Ideen zu kommen, die Ihrem Speiseplan Vielfalt und Geschmack hinzufügen? Finden Sie neue gesunde Rezepte, indem Sie Ihre Ressourcen benutzen. Sie wären überrascht, wie viele gesunde Rezepte es gibt. Wenn Sie danach suchen, werden Sie sie auch finden: in einem Buch, in einer Zeitschrift oder online.

So bleiben Sie am Ball

- Nutzen Sie die Vorteile aller Rezeptinformationen, die es im Internet und in Ihrer Stadtbibliothek gibt.
- Setzen Sie sich zum Ziel, jede Woche ein neues Rezept auszuprobieren, um Abwechslung zu schaffen und Ihren Prädiabetes-Speiseplan spannend zu gestalten.
- Tauschen Sie gesunde Rezepte mit Ihrer Familie und Ihren Freunden aus, die zu Ihrem Hilfsnetzwerk gehören.
- Melden Sie sich für einen gesunden Kochkurs an oder abonnieren Sie eine Zeitschrift, die gesunde Rezepte anbietet, um sich zu motivieren, neue Ideen auszuprobieren.

19. Erkunden Sie die Welt der Essige und der vergorenen Lebensmittel

Die Essigsäure im Essig mildert die Blutzuckerreaktion und trägt außerdem zu einem Sättigungsgefühl bei, das Sie wiederum veranlassen könnte, weniger zu essen. Das gilt auch für vergorene Lebensmittel wie Oliven, Sauerkraut, Kimchi und saure Gurken (die technisch gesehen nicht vergoren, sondern in einer Essiglauge eingelegt sind).

So bleiben Sie am Ball

- Die meisten Essige sind blutzuckerfreundlich, sodass Sie sie verwenden können, um den Speisen Aroma hinzuzufügen. Salate oder Gemüse mit Öl und Essig anzurichten, ist eine einfache Methode, Essig in Ihr Ernährungsrepertoire einzufügen. Um die Wirkung zu erhöhen, sollten Sie der Mischung ein wenig Zitronensaft hinzufügen, der aufgrund seines hohen Säuregehalts den Blutzucker bremst.
- Sie können Protein wie Fisch, Rindfleisch und Huhn in einer Essigmischung marinieren. Es gibt eine Menge Essigaromen und -sorten zur Auswahl. Wenn Sie sich für eine Vinaigrette oder für einen Essig auf Obstbasis entscheiden, sollten Sie selbstverständlich die Gesamtkohlenhydrate auf dem Etikett kontrollieren, um sicherzugehen, dass Sie die Vorteile dieses vielseitigen und normalerweise kalorien- und kohlenhydratarmen Gewürzes nicht aufheben.
- Verwenden Sie Oliven, Sauerkraut, Kimchi und saure Gurken als Beilagen, um Ihre Mahlzeiten zu ergänzen und nutzen Sie dabei die Vorteile diätischer Essigsäure. Seien Sie sich bewusst, dass manche Sorten erhebliche Natriumquellen sind, weshalb die Beibehaltung kleiner Portionen wichtig ist.

20. Darf's ein bisschen Zimt sein?

Zimt hat auf jeden Fall einiges Potenzial und ist für Personen mit Prädiabetes oder Diabetes von Vorteil. Studien haben widersprüchliche Antworten auf die Frage gegeben, ob Zimt Ihren Blutzuckerspiegel senken kann oder nicht. Die meisten Tierstudien haben einen Nutzen gezeigt, während Untersuchungen mit Menschen weniger eindeutig ausfielen. Allerdings fand eine 2012 in *The American Journal of Clinical Nutrition* veröffentlichte Metaanalyse heraus, dass Zimt positive Auswirkungen sowohl auf die Nüchternblutzuckerwerte als auch auf den HbA1c hat, zumindest nach bis zu vier Monaten Nutzung. Die Zimtzufuhr schwankte in dieser Studie zwischen 1 und 6 Gramm täglich, was eine ganze Menge ist. Um bessere Richtlinien über die Vorzüge von Zimt zu entwickeln, muss dieses Gewürz besser erforscht werden. Aber eine kleine Prise Zimt hier und da kann Ihrer Ernährung nicht schaden und vielleicht sogar nützlich sein.

So bleiben Sie am Ball

- Streuen Sie ein wenig Zimt in Ihren Kaffee, Joghurt, auf ihr Obst und andere zimtfreundliche Lebensmittel.
- Vermeiden Sie alle Zimtpräparate, bis mehr schlüssige Forschungsergebnisse über die Sicherheit und Wirksamkeit dieser Mittel vorliegen.

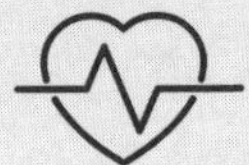 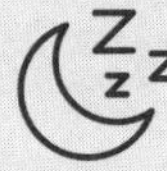  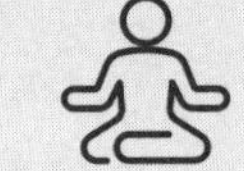

Kapitel 5

Auf geht's! Treiben Sie Sport

AKTIVER ZU SEIN ist ein wichtiger Bestandteil Ihres Prädiabetes-Plans. Eine der einfachsten und wirksamsten Methoden, die Blutzuckerwerte zu senken, das Risiko für Herz-Kreislauf-Erkrankungen zu mindern und die allgemeine Gesundheit und das Wohlbefinden zu verbessern, ist die körperliche Betätigung. Trotz dieser Vorteile ist Training schwer zu vermitteln, da wir in einer Welt mit zunehmend sitzender Beschäftigung leben. Nahezu jede grundlegende Aufgabe kann vom Fahrersitz aus, online oder mit einem Telefonanruf ausgeführt werden. Die beste Möglichkeit, sich zu vergewissern, dass man sich auf das Training freut, statt Ausreden dafür zu finden, ist die Neudefinition Ihrer Vorurteile über körperliche Betätigung.

Die Bedeutung des Trainings

Jeder sollte sich körperlich betätigen. Dennoch besagt der Bericht zur jährlichen Umfrage des Gesundheitsministeriums, dass weniger als die Hälfte der amerikanischen Erwachsenen auf die empfohlenen dreißig Minuten täglicher körperlicher Betätigung kommt, während 33 Prozent überhaupt nicht aktiv sind. Trägheit ist vermutlich einer der entscheidenden Gründe für die Zunahme von Prädiabetes und Typ-2-Diabetes in den USA – weil Inaktivität und Adipositas die Insulinresistenz fördern.

Die gute Nachricht lautet, dass es nie zu spät ist, sich in Bewegung zu setzen, und körperliche Anstrengung ist eine der einfachsten Möglichkeiten, Ihren Prädiabetes in den Griff zu bekommen. Anstrengung ist in vielerlei Hinsicht Ihrer Gesundheit förderlich. Bei der Therapie von Prädiabetes trägt sie zur Kontrolle des Blutzuckers bei und kann auch andere Aspekte Ihrer Gesundheit verbessern.

Wie trägt das Training zur Kontrolle des Blutzuckers bei?

Regelmäßige Aktivität und Anstrengung verbessert Ihre Blutzuckerwerte. Niedrigere Blutglukosewerte werden erreicht, wenn die Glukose in Ihrem Blut während des Trainings und danach zur Energiegewinnung genutzt wird. Die Muskelzellen werden empfindlicher für Insulin und erlauben eine bessere Speicherung und Nutzung der Glukose zur Energiegewinnung. Auch die Leberzellen werden empfindlicher für Insulin, was die Leber davon abhält, zu viel Glukose zu produzieren. Im Wesentlichen verbessert sich die Insulinresistenz mit regelmäßigem Training, und die Blutzuckerwerte werden allmählich niedriger. Trainingsroutine ist entscheidend für den Vorgang, das Fortschreiten von Prädiabetes zu Diabetes zu stoppen und obendrein Ihre allgemeine Gesundheit zu verbessern.

Welche zusätzlichen Vorteile hat das Training?

Körperliche Betätigung bewirkt viel mehr, als nur die Insulinempfindlichkeit zu verbessern und die Blutzuckerkontrolle zu fördern. Regelmäßige Aktivität trägt zur Gewichtsabnahme bei, bewahrt die Knochengesundheit, verringert Stress, erhöht das Gleichgewicht und die Flexibilität und wirkt sich positiv auf den Schlaf aus. Wie aus zahlreichen Studien hervorgeht, gehören zu den allgemeinen Vorteilen der körperlichen Aktivität reduzierte Sterblichkeitsraten, weniger Herz-Kreislauf-Erkrankungen, Hypertonie und Schlaganfälle. Auch das Risiko für bestimmte Krebserkrankungen, die Alzheimer-Krankheit und Typ-2-Diabetes wird minimiert. Was Ihre Gesundheit betrifft, gibt es eine Menge Gründe, regelmäßige Übungen in Ihren Tagesablauf zu integrieren.

Wie fangen Sie an?

Als Sie erstmals erfuhren, dass Sie Prädiabetes haben könnten, ermutigte Sie Ihr Arzt wahrscheinlich, mit dem Training zu beginnen. Falls dieses Thema nicht zu Beginn angesprochen wurde, sollten Sie mit Ihrem Arzt darüber sprechen, um sich zu vergewissern, welche Art der körperlichen Betätigung die richtige für Sie ist. In den meisten Fällen wird Ihr Arzt Ihren Wunsch unterstützen, einen Trainingsplan aufzustellen. Wenn Sie außer Prädiabetes noch andere gesundheitliche Probleme haben, sollten Sie mit dem Arzt die Möglichkeiten körperlicher Aktivität besprechen, die für Sie am geeignetsten sind. Seien Sie bei Ihrer Entscheidung realistisch. Sobald Ihr Arzt Ihnen das Okay gegeben hat, damit anzufangen, wird es Zeit, die veränderlichen Größen, die Ihnen bei der Wahl des geeigneten Trainings helfen werden, in Betracht zu ziehen:

- Berücksichtigen Sie Ihre körperlichen Fähigkeiten, ob Sie bestimmte Aktivitäten ausführen können, und entscheiden Sie sich dann für diejenigen, die Sie schaffen. Manche Übungen könnten angesichts Ihres aktuellen Fitnessniveaus zu schwierig oder zu anstrengend für Sie sein.

- Planen Sie Aktivitäten ein, die Ihnen Spaß machen oder intensivieren Sie solche, die Sie bereits auf einer halbwegs regelmäßigen Grundlage ausgeübt haben. Spazierengehen, Gartenarbeit, Staubsaugen sind Aktivitäten, die Sie mühelos auf Trab bringen und die Teil Ihrer täglichen Routine werden können.
- Denken Sie daran, wie viel Zeit Sie haben. Ein ehrgeiziger Trainingsplan, der zu viel Zeit beansprucht, wird schnell aufgegeben werden, wenn Ihnen dafür die Zeit fehlt.
- Wenn Sie in letzter Zeit nicht trainiert haben, pirschen Sie sich vorsichtig an ein Programm heran, das mit kurzen Zeiträumen beginnt.
- Berücksichtigen Sie die Ihnen zur Verfügung stehenden Ressourcen. Wenn Sie keinen Zugang zu einem Fitnessstudio, Trainingsequipment oder Schwimmbecken haben, könnte ein einfacher Gehplan das Beste sein, was Sie tun können.

Müssen Sie jede Menge Trainingsausrüstung kaufen?

Widerstehen Sie der Versuchung, Equipment für Ihr Heimtraining zu kaufen, bevor Sie es nicht ausprobiert haben und ziemlich sicher sind, dass Sie es auch benutzen werden. Viele Heimgeräte landen auf dem Flohmarkt oder nehmen Platz weg, weil der Besitzer nach kurzer Zeit aufhörte, das Gerät zu benutzen. Wenn Sie vorhaben, Equipment für Ihr Heimtraining zu kaufen, probieren Sie es erst im Laden, im Fitnessstudio oder im Haus eines Freundes aus, bevor Sie es kaufen. Vergewissern Sie sich, dass Ihnen die Aktivität wirklich zusagt, sodass Sie ihr auch häufig nachgehen möchten.

Wenn Sie Trainings- und Aktivitätspläne machen, ist es wichtig, dass Sie ehrlich zu sich selbst sind, was die Einhaltung des Plans betrifft. Sorgen Sie dafür, Betätigungen zu planen, die Ihnen Spaß machen, sonst lassen Sie es lieber sein. Möchten Sie allein trainieren oder in Gesellschaft eines Freundes oder Ehepartners? Werden Sie draußen oder drinnen trainieren? Können Sie die Aktivität das ganze Jahr über im Freien ausüben oder müssen Sie für einen Teil des Jahres eine Aktivität finden, die Sie drinnen durchführen können? Versuchen Sie vorzeitig Hindernisse aus dem Weg zu räumen, die Ihrem Trainingsplan im Wege stehen könnten.

Wie viel sollten Sie trainieren?

Im Jahr 2011 veröffentlichten die American Diabetes Association und das American College of Sports Medicine gemeinsame Trainingsrichtlinien für Personen mit Typ-2-Diabetes. Die Richtlinien empfahlen ein wöchentliches Minimum von 150 Minuten aeroben Trainings mittlerer Intensität, verteilt über drei Tage in der Woche. Idealerweise sollten nicht mehr als zwei Tage zwischen den Runden aeroben Trainings liegen. Für jüngere und körperlich in besserer Form befindliche Personen können kürzere Zeiteinheiten (mindestens aber 75 Minuten pro Woche) mit großer Intensität oder Intervalltraining ausreichen. Neben aerober Aktivität wird auch Krafttraining (oder Widerstandstraining) zwei bis drei Mal pro Woche empfohlen. Ausgenommen sind Personen, die entweder gesundheitliche Probleme oder Komplikationen haben, die das Krafttraining nicht empfehlenswert erscheinen lassen.

Trainingsintensität

Wie viel Sie sich während des Trainings zumuten sollten, hängt von Ihrer körperlichen Verfassung und von Ihrer Krankheitsgeschichte ab. Auf der Grundlage dieser Faktoren kann Ihr Arzt eine optimale

Herzfrequenzvorgabe für Ihr Training empfehlen. Es ist wichtig, diese Information von Ihrem Arzt zu bekommen, bevor Sie ein Trainingsprogramm beginnen, vor allem wenn Sie in der Vergangenheit Herz-Kreislauf-Probleme hatten. Im Durchschnitt sollten die meisten Personen eine Herzfrequenz-Zielzone von 50 bis 75 Prozent ihrer maximalen Herzfrequenz anstreben. Die maximale Herzfrequenz wird berechnet, indem Sie Ihr Alter von der Zahl 220 abziehen. Wenn Sie also 40 Jahre alt sind, läge Ihre maximale Herzfrequenz bei 180, und Ihre Herzfrequenz-Zielzone läge zwischen 90 und 135 Schlägen pro Minute.

Sie sollten eine digitale oder analoge Uhr mit einem Sekundenzeiger oder einer Funktion tragen, die Ihre Herzfrequenz während des Trainings kontrolliert. Zur Berechnung Ihrer Herzfrequenz platzieren Sie Ihre Finger an Ihrem Handgelenk oder am Nackenpulspunkt und zählen Sie 15 Sekunden lang die Anzahl der Schläge. Multiplizieren Sie diese Zahl mit vier, um Ihre Herzfrequenz zu bekommen. Die Zahl, die Sie erhalten, sollte innerhalb Ihrer Zielzone sein. Sollte sie zu hoch sein, schrauben Sie Ihre Intensität etwas herunter. Wenn Sie unterhalb Ihrer Zielzone trainieren, legen Sie einen Zahn zu. Wenn Sie ein Trainingsneuling sind, sollten Sie den niedrigeren Bereich Ihrer Herzfrequenzvorgabe (50 Prozent) anstreben. Sobald Sie in besserer Form sind, können sie das Maximum von 75 Prozent anpeilen.

Krafttraining

Zusätzlich zum aeroben Training ist es wichtig, wenn möglich, Krafttraining in Ihre Routine einzubeziehen. Krafttraining stärkt Ihre Muskeln. Übungen wie Gewichtheben, die Arbeit mit Resistance-Bändern, Wassertrainingseinheiten und der Einsatz Ihres Körpergewichts als Trainingswiderstand (zum Beispiel Liegestütze, Klimmzüge, Kniebeugen) sind allesamt gute Formen des Krafttrainings. Aus Studien geht hervor, dass erhöhte Muskelmasse durch Krafttraining die Insulinresistenz reduziert und dazu beiträgt, den Blutzucker zu senken. Krafttraining sollte alle Hauptmuskelgruppen des Oberkörpers, Unterkörpers und des Bauches bearbeiten. Wenn Sie Krafttraining machen wollen, denken Sie daran, mindestens 48 Stunden zwischen den Einheiten zu pausieren, sodass Ihre Muskeln sich ausruhen und erholen können. Für die meisten Leute werden kurze Krafttrainingseinheiten einen zusätzlichen Nutzen haben. Wenn Sie mit Krafttraining noch nicht vertraut sind, kann es hilfreich sein, wenigstens ein paar Einheiten mit einem anerkannten Trainer zu arbeiten, um die richtige Auswahl der Übungen für Sie herauszufinden und die richtige Ausübung zu garantieren, um den maximalen Nutzen herauszuholen, ohne eine Verletzung zu riskieren.

Dehnübungen

Stretching ist eine weitere lohnenswerte Ergänzung eines ausgewogenen Trainingsplans, weil es hilft, die Gelenkigkeit zu erhöhen und Verletzungen zu verhindern. Dehnen Sie Ihren Körper langsam, ohne aufzuspringen und dehnen Sie sich nur so weit, wie Sie können, ohne dabei Schmerz zu empfinden. Ein paar Minuten Stretching am Anfang und am Ende einer Trainingsrunde können die Übungen erleichtern und die Verletzungsgefahr verringern. Es hat sich gezeigt, dass Stretching nicht viel Auswirkung auf die Glukosekontrolle hat, daher sollte es auch nicht als Ersatz für aerobe Übungen oder Krafttraining angesehen werden. Vielmehr ist es eine Erweiterung Ihres Gesamttrainings.

Finden Sie Zeit für Ihr Training

Sie sollten Ihre Trainingsroutine so planen, dass sie auf natürliche Art und Weise zu Ihrem täglichen Zeitplan passt. Schauen Sie sich Ihren Tagesablauf an und entscheiden Sie dann, wann Sie etwas Zeit für körperliche Aktivität erübrigen können. Wenn Sie viel beschäftigt sind, werden kurze Zeiträume (zehn bis dreißig Minuten) vermutlich besser funktionieren als der Versuch, täglich eine Stunde dafür herausschlagen zu wollen. Beginnen Sie ein bis zwei Mal am Tag mit kurzen Zeitspannen. Wahrscheinlich werden Sie auf diese Weise mehr Erfolg haben, sich an die Aktivität zu gewöhnen. Der Abschnitt in diesem Kapitel über Gewohnheiten hält eine Menge nützlicher Tipps für Sie bereit, um Aktivität in Ihren Alltag zu integrieren.

Die beste Tageszeit für Ihr Training

Die Tageszeit, in der Sie tatsächlich trainieren, ist die beste Zeit! – Hauptsache, Sie trainieren überhaupt. Arbeitsreiche und anspruchsvolle Terminpläne verhindern häufig die guten Absichten. Wenn Ihr Kalender besonders fordernd ist, versuchen Sie, darin einen Termin für Ihre Trainingszeit zu machen. Denken Sie daran, dass schon die geringste Zeit, die Sie für körperliche Betätigung einplanen, besser als gar nichts ist.

Kein Training = Geringe oder gar keine Ergebnisse

Falls Sie den Prädiabetes wirklich zum Stillstand bringen wollen, müssen Sie verstehen, wie entscheidend es ist, mit einem Plan für körperliche Aktivität anzufangen. Viele Menschen konzentrieren sich nur auf die Veränderung ihrer Essgewohnheiten. Wenngleich dies sehr wichtig ist, könnte ein Mangel an Bewegung Sie daran hindern, Ihre Ziele zu erreichen. Das Essen einzuschränken, wird nicht ausreichen, wenn Sie abnehmen und ein niedrigeres Gewicht beibehalten möchten. Körperliche Betätigung ist ein Schlüsselelement in Ihren Prädiabetesplan und muss unbedingt berücksichtigt werden – auf welcher Ebene auch immer Sie in der Lage sind, sich daran anzupassen. In Gesundheitsplänen wird das Training wegen erkannter Hindernisse, die

die Menschen davon abhalten, aktiver zu werden, häufig ausgelassen. Sobald Sie herausfinden, was Sie davon abhält, sollten Sie Strategien entwickeln, mit denen Sie diese Hindernisse umgehen können. Ihre Strategien sollten einfach und realistisch sein. Sie aufzuschreiben und umzusetzen, ist eine gute Möglichkeit, um dauerhafte Veränderungen herbeizuführen.

Schwangerschaft, Kinder, Behinderte und Übergewichtige

Praktisch jeder, der in der Lage ist, sich zu bewegen, kann bis zu einem gewissen Ausmaß trainieren. Aktivitätspläne für Einzelne lassen sich für eine Vielzahl konkreter Situationen und Lebensabschnitte wie Schwangerschaft, Jugendzeit, für Senioren oder für Personen mit einem bestimmten Gesundheitszustand entwickeln. Sollten Sie zu einer dieser Gruppen gehören, kann ein Arzt Niveau und Form des Trainings empfehlen, das zu Ihnen passt.

Training während der Schwangerschaft

Regelmäßiges Training für Frauen, die Gestationsdiabetes (GDM; Schwangerschaftsdiabetes) haben, kann das körperliche Wohlbefinden von Mutter und Kind fördern. Ein vom Arzt genehmigter Trainingsplan kann dazu beitragen, den Blutzucker und übermäßige Gewichtszunahme unter Kontrolle zu bekommen und viele weitere Gesundheitsvorteile zu bewirken: etwa einen verbesserten Herz-Kreislauf-Zustand und einen normalen Blutdruck. Außerdem hilft körperliche Aktivität, ein übermäßiges Gewicht des Fötus zu verhindern, beugt womöglich einer Frühgeburt vor und kann dem Kind in seinem späteren Leben zu einem gesünderen Gewicht verhelfen. Beginnt man als Schwangere eine Trainingsroutine, hat Sicherheit die allergrößte Priorität. Deshalb ist es wichtig, den Arzt aufzusuchen, wenn Sie schwanger sind, um von ihm das Startsignal für den Trainingsbeginn zu bekommen und um einen Plan zu entwickeln, der auf Sie zugeschnitten ist.

Wie Sie Ihren Kindern auf die Sprünge helfen

Für Kinder und Jugendliche ist körperliche Betätigung ein wesentlicher Bestandteil einer gesunden Lebensweise. Sie fördert die Blutzuckerkontrolle und beugt möglicherweise chronischen Krankheiten vor. Leider sind Kinder und Jugendliche heute viel weniger körperlich aktiv, als ihre Eltern es waren. Fahrradfahren und Seilhüpfen sind durch Computerspiele und Simsen ersetzt worden. Um sich die Kooperation Ihres Kindes zu sichern, sollten Sie ihm helfen zu verstehen, warum Training ein regelmäßiger Bestandteil seines Lebens werden muss. Seien Sie positiv und betonen Sie folgende Vorteile:

- Training ist entscheidend, um den Körper gesund und stark zu halten und um fettfreie Muskeln aufzubauen.
- Menschen, die aktiv und gut in Form sind, ziehen sich viel weniger Krankheiten oder Verletzungen zu.
- Körperliche Aktivität ist notwendig, um ein normales Gewicht beizubehalten.
- Training kann zu besserem Schlaf führen und reduziert wirksam Stress.
- Der vielleicht wichtigste Grund für ein Kind mit Prädiabetes, mit dem Training zu beginnen: Es trägt dazu bei, den Blutzuckerspiegel zu normalisieren.

Empfohlene Trainingseinheiten für Kinder

Kinder und Jugendliche brauchen an mindestens fünf Tagen in der Woche etwa 60 Minuten Training. Wenn das eine Menge Zeit zu sein scheint, denken Sie an die Zeit, die sie vor dem Fernseher oder mit Computerspielen, Videospielen und Smartphones verbringen. Für die meisten Kinder summieren sich diese Tätigkeiten zu fast siebeneinhalb Stunden am Tag!

Es ist völlig in Ordnung, 60 Minuten körperlicher Aktivität in kürzere Intervalle im Lauf des Tages einzuteilen. So ließen sich zum Beispiel 30 Minuten Sportunterricht in der Schule um 30 Minuten Spielen nach der Schule im Freien oder mit einer sportlichen Aktivität ergänzen. Wenn Ihr Kind nicht aktiv gewesen ist und schnell müde wird, ermutigen Sie es, langsam (mit weniger Zeit) anzufangen und am Ball zu bleiben! Fünfzehn Minuten zweimal täglich könnten für den Anfang genügen. Denken Sie daran, dass Aktivität viele unterschiedliche Formen annehmen kann und es kein ausgesprochenes Training sein muss. Falls Ihr Kind rund ums Haus routinemäßig körperlich aktiv ist, kann dies als großartige Möglichkeit dienen, Bewegung zu bekommen. Vielleicht möchten Sie dies auch mit etwas Taschengeld oder einer Belohnung würdigen! Ob es den Rasen mäht, Laub harkt oder das Auto wäscht: all das zählt als körperliche Betätigung.

Trainingsoptionen für Rollstuhlfahrer

Selbst wenn Sie Ihren Unterkörper nicht bewegen können, ist es wichtig, mit Ihrem Oberkörper aktiv und durchtrainiert zu bleiben, um in den Genuss aller gesundheitlichen Vorteile regelmäßigen Trainings zu kommen. Es gibt eine Menge Übungen, die man im Sitzen durchführen kann. Sie können leichte Gewichte heben und mit Resistance-Bändern arbeiten. Sprechen Sie zuerst wegen einer medizinischen Klärung mit Ihrem Arzt, um anschließend einen Sportphysiologen aufzusuchen, der Ihnen dabei hilft, ein Trainingsprogramm zu gestalten, das Sie in Ihrem Rollstuhl absolvieren können.

Aktivität von Behinderten und chronisch Kranken

Für Personen mit orthopädischen Erkrankungen, Gelenkschmerzen oder Muskel-Skelett-Problemen ist ein sanftes Training normalerweise das Beste. Schwimmen ist eine gute und sanfte Form des Krafttrainings. Wenn Sie im Rollstuhl sitzen oder nicht in der Lage sind, für längere Zeit ohne Hilfe auf den Beinen zu stehen, könnten auch Übungen auf einem Stuhl eine gute Lösung sein. Es gibt eine Reihe DVDs mit Stuhlübungen für das Training zu Hause.

Training für Senioren

Aktiv zu bleiben, ist besonders wichtig, wenn Sie älter werden. Das Altern wird mit erhöhter Insulinresistenz in Verbindung gebracht, und vermutlich ist dies zumindest teilweise einem Verlust der Muskelmasse zuzuschreiben. Bleiben Sie aktiv und absolvieren Sie Krafttraining, um Muskelmasse und Insulinempfindlichkeit zu behalten. Es ist nie zu spät, sich Bewegung zu verschaffen. Sprechen Sie noch heute mit Ihrem Arzt über ein angemessenes Trainingsprogramm, das Kraft, Gleichgewicht, Gelenkigkeit und Ausdauer fördert.

Wie Sie beim Training mit Übergewicht umgehen

Wenn Sie extrem übergewichtig sind oder Adipositas haben, ist Training besonders wichtig. Natürlich kann Sie dies vor ungewöhnliche Herausforderungen stellen. Annehmlichkeit ist ein Punkt. Bestimmte Betätigungen wie Joggen oder aerobes Training mit hohen Belastungen sind vielleicht einfach nicht realisierbar. Das Gewicht lastet schwer auf Geist und Körper zugleich, sodass Sie sich geistig oder emotional womöglich nicht in der Lage fühlen, in der Gruppe oder im Team zu trainieren. Daher lautet die Lösung, auf Ihrem eigenen Niveau zu arbeiten. Versuchen Sie nicht gleich Stepp-Aerobic. Kontaktieren Sie Ihr Stadtteilzentrum, um festzustellen, ob es ein Trainingsprogramm für Übergewichtige gibt. Und beraten Sie sich stets mit Ihrem Arzt, bevor Sie mit einem neuen Fitnessprogramm beginnen. Eine Überweisung zu einem Sportphysiologen könnte angemessen sein, vor allem wenn Sie noch andere gesundheitliche Probleme haben. Das ist womöglich leichter gesagt als getan, aber Sie müssen sich nicht schämen. Wenn Sie sich im Fitnessstudio vor Ort zwischen all den Elastantrikots und Waschbrettbäuchen unbehaglich fühlen, dann quälen Sie sich nicht selbst – finden Sie eine Umgebung, in der Sie sich wohler fühlen. Versuchen Sie es mit einem Gehprogramm, entweder im Freien oder zu Hause auf einem Laufband. Tun Sie sich mit einem Freund zusammen und motivieren Sie sich gegenseitig, um Trainingsziele zu erreichen. Nach körperlicher Bewegung sollten Sie sich gut fühlen. Jeder Schritt, den Sie machen, ist ein Schritt auf ein gesünderes Selbst zu.

Realistische Erwartungen

Viele Menschen mit Prädiabetes oder Diabetes beginnen nur mit dem Training, um abzunehmen. Wenn die Pfunde dann nicht so schnell oder vollständig purzeln wie gewünscht, fühlt sich mancher entmutigt und gibt auf. Wenn Sie nur eine einzige Botschaft über Training und Diabetes mitnehmen, dann sollte es diese hier sein: Selbst wenn Sie nicht abnehmen, zahlt sich Ihre Investition ins Training trotzdem aus: Sie mindern Ihr Herzerkrankungsrisiko und können Ihren Blutzucker besser kontrollieren.Denken Sie außerdem daran, dass Training Muskeln aufbaut, die mehr wiegen als Fett. Wenn Ihre Kleidung besser passt, aber die Pfunde nicht wie erhofft schmelzen, sind Sie immer noch einen Schritt voraus. Obendrein führt das Training dazu, dass Sie sich einfach besser fühlen, sowohl körperlich als auch geistig. Ihr Energieniveau steigt und die während des Trainings ausgeschütteten Endorphine stärken ihr Wohlbefinden und tragen dazu bei, die mit Prädiabetes womöglich einhergehende Depression zu bekämpfen. Geben Sie nicht auf, bevor Sie nicht wirklich in Gang gekommen sind. Sie schulden es sich selbst, am Ball zu bleiben.

Punkten Sie mit Langsamkeit und Ausdauer

Sobald Sie erfolgreich Ihr Training begonnen und beibehalten haben, schauen Sie sich um und finden Sie neue Trainingsmöglichkeiten, damit es spannend für Sie bleibt. Wenn Sie die Routine variieren, trägt das dazu bei, dass Sie sich nicht langweilen. Außerdem fordert es Ihren Körper auf unterschiedliche Weise heraus. Ein Trainingsplan für das Gehen lässt sich durch Krafttraining und Stretching erweitern. Ihr Übungsprogramm sollte so beschaffen sein, dass Sie es Ihr Leben lang aufrechterhalten können. Treffen Sie vernünftige Entscheidungen darüber, was Sie verändern können und werden, um Ihr Aktivitätsniveau zu erhöhen. Vielleicht erkennen Sie schon früh ein paar Vorteile des Trainings, aber dauerhafte Ergebnisse gibt es nur mit Beständigkeit. Stellen Sie sich Ihr Übungsprogramm als Prozess vor, den Sie ständig verbessern. Finden Sie neue Möglichkeiten, um gesundheitlichen Nutzen und Freude daraus zu ziehen. Langsamer, beständiger Fortschritt wird Ihnen helfen, Ihre Ziele zu erreichen, sodass Sie erkennen, wie lohnend Ihre Anstrengungen waren.

Hier sind einige Gewohnheiten, die das Training in Ihren Alltag integrieren werden.

21. Tragen Sie das Training in Ihren Kalender ein

Heutzutage ist jeder *sehr* beschäftigt, und Multitasking ist die neue Norm. So kann man sich mühelos in anderen Dingen verheddern und Zeit für das Training verlieren. Dies ist aber wichtig, um Ihren Blutzucker und Ihr Gewicht in den Griff zu bekommen. Deshalb brauchen Sie unbedingt einen Plan für regelmäßige Aktivität und müssen sich die Zeit dafür nehmen.

So bleiben Sie am Ball

- Geben Sie regelmäßiger Aktivität hohe Priorität, indem Sie täglich Zeit für Ihr Training reservieren – betrachten Sie es als eine Verabredung, die Sie nicht verpassen dürfen.
- Wenn Sie einen ziemlich regelmäßigen Terminplan haben, finden Sie vielleicht eine bestimmte Tageszeit, die für Sie am besten funktioniert, um eine gute Gewohnheit zu entwickeln.
- Wenn Ihr Terminkalender abwechslungsreich ist und sich häufig ändert, ziehen Sie es vielleicht vor, Ihr Training Woche für Woche neu zu planen, indem Sie im Voraus in Ihren Terminkalender schauen und freie Zeiten schon einmal vormerken.
- Benutzen Sie die Erinnerungs- und die Alarmfunktion in Ihrem Kalender als Gedächtnisstütze.

22. Gemeinsam statt einsam: Trainingsroutine im Team

Statt Sport nur anzuschauen, geben Sie sich einen Ruck und schließen Sie sich anderen Sporttreibenden an! Sport ist eine großartige Möglichkeit, Ihrer Trainingsroutine Vielfalt und gesunden Wettbewerb hinzuzufügen. Selbst wenn Sie nicht wirklich Lust aufs Training haben, bringt Ihre Verpflichtung den anderen Teammitgliedern gegenüber Sie womöglich in die Gänge. Außerdem lernen Sie neue Freunde kennen und halten einen regelmäßigen Trainingsplan ein, um Ihren Prädiabetes unter Kontrolle zu bekommen.

So bleiben Sie am Ball

- Treten Sie einem Einsteigerteam für Erwachsene bei wie zum Beispiel dem ortsansässigen Fußballverein.
- Versuchen Sie es mit einer Fahrrad- oder Laufgruppe.
- Werden Sie Mitglied in einem Tennisverein.

23. Bringen Sie Ihre Kinder auf Trab

Ihr Sohn oder Ihre Tochter können als Kinder oder Jugendliche viel tun, um täglich aktiv zu sein und dadurch Blutzucker und Gewicht in den Griff zu bekommen. Sprechen Sie mit Ihrem Kind über die Form von Aktivität, die ihm Spaß macht oder interessant genug sein könnte, einen Versuch zu riskieren. Wenn sich auch andere Familienmitglieder oder Freunde an der Aktivität beteiligen, wird Ihr Kind geneigter sein, mitzumachen. Es macht mehr Spaß, mit anderen gemeinsam aktiv zu sein. Ermutigen Sie Ihre Kinder, auf vielfältige Weise ungezwungen aktiv zu sein und dabei Spaß zu haben.

So bleiben Sie am Ball

- Denken Sie über die Programme von Vereinen oder anderen Gemeindegruppen nach, die körperliche Aktivitäten anbieten.
- Schlagen Sie Ihrem Kind vor, nach dem Essen mit Ihnen spazieren zu gehen oder sich gemeinsam aufs Fahrrad zu schwingen.
- Schlagen Sie eine neue, möglicherweise reizvolle Aktivität vor wie Skateboardfahren, Bowling oder das Programm eines Sportvereins nach der Schule.
- Selbst der Gang zur Schule und zurück nach Hause ist eine tolle Möglichkeit, um aktiv zu sein. Kaufen Sie einen preiswerten Schrittzähler für Ihr Kind, sodass es täglich seine Schritte zählen und darauf hinarbeiten kann, 10.000 Schritte pro Tag zu erreichen. Es gibt Studien, die nahelegen, dass 10.000 Schritte pro Tag durchaus als Training bezeichnet werden können. Wenn Sie einen Schrittzähler benutzen, um herauszufinden, wie viele Schritte Sie täglich machen, wird es Sie womöglich erstaunen, dass sich Ihr Kind nicht annähernd genug bewegt.

24. Gehen Sie

Für die meisten Menschen ist Gehen ein guter Anlass, um ein Trainingsprogramm zu beginnen. Es ist einfach und erfordert keine besondere Ausrüstung, sondern lediglich ein Paar guter Laufschuhe oder Sneaker. Flottes Wandern wird als aerobes Training betrachtet, das heißt, Ihr Körper verbraucht Sauerstoff. Aerobes Training erhöht Ihre Herzfrequenz, verbrennt Kalorien und hilft beim Abnehmen und Senken des Blutzuckerspiegels. Wenn Sie auf diese Weise gehen, können Sie das als wirksames Training für Gewichtsverlust betrachten. Und jedes zusätzliche Gehen im Lauf des Tages trägt ebenfalls dazu bei. Deshalb ist Gehen ein guter Start Ihres Trainingsplans.

So bleiben Sie am Ball

- Wenn Sie sich fürs Gehen entscheiden und lange nicht mehr trainiert haben, sollten Sie mit gemäßigter Geschwindigkeit beginnen. Dreizehn bis fünfzehn Minuten lange Gehperioden pro Woche helfen Ihnen, allmählich Routine zu entwickeln.
- Wenn Sie stärker werden und mehr Ausdauer gewinnen, sollten Sie Ihre Gehzeit alle ein bis zwei Wochen um fünf Minuten verlängern, bis Sie in der Lage sind, ganze 30 Minuten zu gehen. Sobald Sie sich mit einer halben Stunde wohlfühlen, erhöhen Sie Ihre Frequenz auf vier bis fünf Mal pro Woche und legen Sie einen Zahn zu, bis Sie einen flotten Schritt haben.

25. Kaufen Sie sich einen Schrittzähler

Eine hervorragende Methode, sich zu motivieren und Ihren Fortschritt zu dokumentieren, ist der Einsatz eines Schrittzählers. Ein Schrittzähler ist ein kleines, preiswertes Gerät, das die Zahl Ihrer Schritte im Lauf des Tages zählt. Mit einem Schrittzähler können Sie Ihr Tagespensum an Schritten kontrollieren – und damit auch Ihren Prädiabetes.

So bleiben Sie am Ball

- Sie klemmen den Schrittzähler normalerweise an Ihren Gürtel oder Hosenbund, und wenn Sie ihn von morgens bis abends tragen, zählt er jeden Ihrer Schritte.
- Sie können die Gesamtzahl Ihrer täglichen Schritte bestimmen, indem Sie den Schrittzähler volle drei Tage nacheinander tragen und die Gesamtschrittzahl durch drei teilen. Sobald Sie die durchschnittliche Zahl der Schritte kennen, die sie täglich machen, können Sie sich kleine Ziele setzen, um die Gesamtzahl der Schritte zu erhöhen, die Sie täglich machen.

26. Mehr Schwung beim Training mit dem eigenen Soundtrack

Gestalten Sie Ihr Training spannender mit Audiounterhaltung! Heutzutage steht Ihnen eine enorme Vielfalt Musik und anderer Audioinhalte zur Verfügung, um Sie in Bewegung zu halten.

So bleiben Sie am Ball

- Hören Sie Radio oder, noch besser, erstellen Sie Ihre eigene Wiedergabeliste, um beim Training Ihre Lieblingsmusik zu hören. Das ist eine großartige Methode, sich zum Rhythmus zu bewegen, während Sie Gewicht und Blutzucker in den Griff bekommen.
- Eine andere Option besteht darin, sowohl Körper als auch Geist mit einem Hörbuch zu trainieren.
- Versuchen Sie einmal, ohne den iPod zu trainieren und genießen Sie die Geräusche von Natur und Wohnviertel.

27. Vermeiden Sie langes Sitzen

Forschungen haben gezeigt, dass die Vermeidung anhaltender Sitzphasen dazu beitragen kann, Typ-2-Diabetes für Gefährdete zu verhindern und bei Personen mit bereits diagnostiziertem Typ-2-Diabetes den Blutzucker zu kontrollieren. Bewegen sie sich so viel wie möglich.

So bleiben Sie am Ball

- Versuchen Sie zu vermeiden, länger als 36 Minuten stillzusitzen. Stehen Sie auf, gehen Sie ins Badezimmer, holen Sie sich ein Glas Wasser, machen Sie einen kurzen Gang oder ein paar Dehnübungen, um Energie zu tanken und gesund zu bleiben.
- Sie können einen Timer einstellen, der Sie daran erinnert, das Sitzen in regelmäßigen Abständen zu unterbrechen.

28. Häppchenweise

Wenn Sie tagsüber keinen vollständen Block von 36 Minuten haben, um trainieren zu können, versuchen Sie, mehrmals täglich zehn Minuten lang aktiv zu sein. Die Vorteile läppern sich. Es gibt viele Möglichkeiten, tagsüber ein wenig zu trainieren, ohne dabei Ihren Terminplan großartig durcheinander zu bringen. Und wenn Sie sich an einem arbeitsreichen Tag auch nur zehn Minuten hier und da ein wenig bewegen, wird sich die Mühe lohnen und Ihnen helfen, Ihren Prädiabetes unter Kontrolle zu bekommen.

So bleiben Sie am Ball

- Finden Sie Gelegenheiten zu gehen, indem Sie frühzeitig Ihr Ziel erreichen, weiter entfernt parken und dann zehn Minuten lang gehen.
- Steigen Sie Treppen, wann immer Sie können und tun Sie dies mehrmals täglich. Vermeiden Sie Fahrstühle.
- Gehen Sie zehn Minuten lang nach dem Mittag- oder Abendessen.
- Machen Sie zu Beginn und am Ende des Tages ein paar Kraft- und Dehnübungen. Es ist gesund, und Sie werden sich mit einem solchen Start in den Tag wohlfühlen.

29. Auch Hausarbeit kann Training sein

Vielleicht haben Sie es noch nicht aus dieser Perspektive gesehen, aber viele Routinearbeiten im Haushalt wie Saubermachen, Staubsaugen, Einkäufe tragen sowie die Arbeit in Hof und Garten sind allesamt körperliche Aktivitäten, die Ihre Blutzuckerwerte senken und Kalorien verbrennen. Integrieren Sie diese Art der Aktivität in Ihren Alltag.

So bleiben Sie am Ball

- Setzen Sie Ihre tägliche Hausarbeitsliste als Möglichkeit ein, sich körperlich mehr zu betätigen, und, wenn Sie schon mal dabei sind, Ihr Haus sauber zu halten.
- Schlagen Sie zwei Fliegen mit einer Klappe, indem Sie gleichzeitig sauber machen und trainieren.
- Denken Sie daran, dass es viele Hausarbeiten gibt, bei denen Sie Kalorien verbrennen und dafür gerade mal eine halbe Stunde benötigen. Hier sind ein paar Beispiele verschiedener Pflichten und die innerhalb einer halben Stunde dabei verbrannten Kalorien:
-
  - Fegen, Geschirr spülen, Wäsche waschen, Staub wischen = »leichte« Aktivität/90–100 Kalorien
  - Gartenarbeit, den Rasen mähen, Laub harken, Fußböden schrubben, Staubsaugen, Autowaschen, die Fenster putzen, den Müll raustragen, Schnee/Schmutz schaufeln = »mittelschwere« Aktivität/130–200 Kalorien

30. Trainieren Sie mit Freunden

Mit einem Freund, Familienmitglied oder Arbeitskollegen zu trainieren, macht mehr Spaß, fördert das Gemeinschaftsgefühl und motiviert Sie, Ihren Trainingsplan zur Kontrolle des Prädiabetes durchzuziehen. Sie sind zur Vorausplanung Ihrer Aktivität verpflichtet, während Ihr Partner Sie für die Einhaltung der Vereinbarungen verantwortlich machen kann. Außerdem werden Sie staunen, wie schnell die Zeit beim Training vergeht, wenn Sie sich mit einem Freund beim Gehen unterhalten. Jemanden zu unterstützen, fühlt sich gut an. Je mehr Trainingspartner mitmachen, umso lustiger wird es. Arbeiten Sie daran, gemeinsam mit anderen zu trainieren.

So bleiben Sie am Ball

- Suchen Sie sich unterschiedliche Freunde für vielfältige Aktivitäten aus wie zum Beispiel Radfahren, Tennis, Gehen und so weiter.
- Viele Gemeinden bieten Übungsgruppen für Laufen, Radfahren und dergleichen an, sodass Sie auf solche Angebote stets als zusätzliche tolle Optionen zurückgreifen können.
- Manche Leute finden, dass eine regelmäßige Runde mit einem staatlich anerkannten Trainer, der obendrein nützliche Informationen bietet, einen »Kumpel« ersetzen kann. Wenn Sie sich das leisten können, gönnen Sie sich einen Versuch.

31. Eine Reise ist keine Trainings-Auszeit

Es mag verlockend sein, Ihre Trainingsbereitschaft schleifen zu lassen, wenn Sie in Urlaub fahren oder beruflich unterwegs sind. Aber mit ein wenig zusätzlicher Anstrengung und Planung können Sie selbst dann aktiv sein, wenn Sie nicht zu Hause und aus Ihrer üblichen Routine herausgerissen sind. Denken Sie unbedingt daran, im Urlaub Aktivitäten zu berücksichtigen. Lassen Sie sie nicht aus und vergessen Sie nicht: Das Training ist entscheidend, um Ihren Prädiabetes in den Griff zu bekommen.

So bleiben Sie am Ball

- Wenn Sie eine Flugreise unternehmen, planen Sie ein paar Minuten mehr Zeit ein, um vor Ihrem Flug eine Runde auf dem Flugplatz zu drehen und zu Ihrem Gate zu gehen.
- Sie haben eine lange Autofahrt vor sich? Richten Sie es ein, ein paar Mal anzuhalten und nach einer Toilettenpause oder nach einem Essen einen zehnminütigen Gang zu machen.
- Wenn Sie an Ihrem Ziel angelangt sind, benutzen Sie morgens oder vor dem Essen den Fitnessraum des Hotels. Eine weitere ausgezeichnete Möglichkeit ist ein flotter Spaziergang zur Erkundung Ihrer neuen Umgebung.
- Hektische Geschäftsreisen erfordern womöglich ein wenig zusätzliche Planung, um körperliche Betätigung zu berücksichtigen wie zum Beispiel 20 bis 30 Minuten früher aufzustehen, um in den Kraftraum zu gehen oder zu joggen. Nehmen Sie eine bewährte Trainings-DVD mit und üben Sie auf Ihrem Zimmer, wenn Sie mögen. Gehen Sie zu Fuß zum Abendessen, vermeiden

Sie den Aufzug, steigen Sie lieber die Treppen und bewegen Sie sich in der Mittagspause und anderen freien Momenten.

- Wenn Sie das Glück haben, eine Urlaubsreise zu machen, versuchen Sie einen netten Ausflug mit Fitnesshintergrund zu planen. Im warmen Klima sind Wasseraktivitäten wie Schwimmen, Schnorcheln und Kajakfahren prima. Eine Radfahrt, Wanderung oder ein Spaziergang sind bei gemäßigten Temperaturen am geeignetsten. Winteraktivitäten wie Skifahren, Schneeschuhwandern, Schlittschuhfahren und Rodeln machen viel Spaß und sind daher tolle Möglichkeiten, sich in kälteren Regionen zu bewegen.

32. Persönliche Zielsetzungen: Fordern Sie sich selbst heraus

Wenn Sie sich selbst kleine, realistische und positive Ziele setzen, bleiben Sie aktiv und erhöhen Ihr Aktivitätsniveau Schritt für Schritt. Tägliche, wöchentliche und monatliche Ziele können Ihnen helfen, auf Kurs zu bleiben und die Herausforderung aufrechtzuerhalten. So bleiben Sie aktiv und verbessern kontinuierlich Ihr Fitnessniveau, das so wichtig ist, um Ihren Prädiabetes in den Griff zu bekommen. Teilen Sie Ihre Ziele in kleine Schritte auf, um die Fitnessleiter zum Erfolg zu erklimmen.

So bleiben Sie am Ball

- Wenn das Training für Sie bereits zur Gewohnheit geworden ist, setzen Sie sich das Ziel, Ihrer Runde weitere fünf Minuten hinzuzufügen oder planen Sie eine ganze zusätzliche Runde pro Woche ein.
- Um für mehr Abwechslung zu sorgen, nehmen Sie sich eine neue Aktivität pro Monat vor – so erweitern Sie Ihre Fitnessroutine.

33. Nutzen Sie die Vorteile der Technik

Mittlerweile sind digitale Fitnesstools und Tracker im Überfluss auf dem Markt. Vielleicht möchten Sie sich von solch einem Gerät beim Training unterstützen lassen und Ihrem Prädiabetes so noch effektiver entgegenwirken. Nehmen Sie die digitalen Helfer und Kontrolleure in Anspruch, um Ihre Fitnessroutine zu erweitern.

So bleiben Sie am Ball

- Suchen Sie im Internet und in App-Stores, um eine Tracking-App zu finden, die Ihren Bedürfnissen am besten entspricht. Die aktuell erhältlichen Apps reichen von Lebensmittel- und Aktivitätstrackern bis zu Wearables, die Herzfrequenz, Schlafgewohnheiten und Schritte aufzeichnen. Des Weiteren gibt es auch zahlreiche Websites für Trainingsauswertung und Unterstützungsgemeinschaften. Mit Hilfe mancher Technologien können Sie sogar Daten zur detaillierten Kontrolle an Ihr medizinisches Team schicken.
- Lesen Sie Anhang C am Ende dieses Buches, um sich über ein paar tolle Tracker zu informieren.

34. Machen Sie das Training zur Familienangelegenheit

Planen Sie, mit Ihrer Familie mindestens einmal in der Woche gemeinsam aktiv zu sein. Auf diese Weise verbringen Sie wertvolle Zeit miteinander und bekommen dabei auch noch Bewegung. Wenn Sie als Familie aktiv sind, geben Sie ein gutes Beispiel für Ihre Kinder, das sie Zeit ihres Lebens fortführen können. Außerdem hilft Ihnen die körperliche Betätigung, Ihr Gewicht und Ihren Blutzucker unter Kontrolle zu bekommen. Legen Sie los und kommen Sie mit Ihrer Familie in Form!

So bleiben Sie am Ball

- Probieren Sie einfache Aktivitäten aus wie eine Radtour, einen Spaziergang oder eine Wanderung mit der ganzen Familie. Gehen Sie zusammen in den Park und spielen Basketball oder Fußball. Solche Aktivitäten kosten fast nichts und Sie können den zusätzlichen Vorteil körperlicher Betätigung nutzen.
- Sie müssen gar nicht viel investieren, um etwas für die Fitness der Familie zu tun. Sogar ein gemeinsamer Auftritt mit Hula-Hoop-Reifen in der Garage oder eine Tanzparty im Wohnzimmer zählen als Training.
- Suchen Sie online Landkarten von Wanderwegen in Ihrer Umgebung. Das könnte für Sie eine prima Möglichkeit sein, in Kontakt mit der Natur zu bleiben und dabei etwas für Ihr Herz zu tun.

35. Probieren Sie es mit einem Gymnastikkurs

Einen Kurs in Ihrer örtlichen Sporthalle, im Fitnessstudio oder Freizeitzentrum zu belegen, ist eine tolle Möglichkeit, etwas Neues auszuprobieren, andere Leute kennenzulernen und hilfreiche Anleitungen von einem Ausbilder zu bekommen. Ziehen Sie Fitnesskurse in Erwägung und bringen Sie Abwechslung in Ihre Trainingsroutine, um Ihren Blutzuckerspiegel zu verbessern und Ihr Gewicht in den Griff zu bekommen.

So bleiben Sie am Ball

- Nutzen Sie die vielfältigen Angebote. Es gibt heutzutage eine so große Auswahl – Yoga, Pilates, Aerobic, CrossFit, Kickboxen, Wassergymnastik ... was auch immer!
- Wenn Sie einen Kurs gefunden haben, der Ihnen gefällt, sollten Sie herausfinden, ob die Sporthalle oder das Fitnessstudio spezielle Angebote hat, oder ob es möglich ist, Termine en bloc im Voraus zu bezahlen. Häufig ist damit ein kleiner Rabatt verbunden, der Sie motiviert, auch tatsächlich künftig zu mehreren Terminen aufzukreuzen.
- Zu vielen Kursen gehören auch Übungen, in denen Sie Ihr eigenes Körpergewicht als Widerstand einsetzen. Ein solches Krafttraining unter Aufsicht eines versierteren Ausbilders ist empfehlenswert.
- Sind Sie eingeschüchtert von der Vorstellung, einen öffentlichen Kurs zu besuchen? Erkunden Sie Fitnesstrainingsprogramme mit Hilfe einer DVD oder per Online-Streaming. Diese können sie in Ihren vertrauten eigenen vier Wänden ausprobieren.

36. Hobbys und Ehrenamt: Auch das kann Training sein

Vielleicht haben Sie es noch nicht bemerkt, aber es gibt viele Hobbys, die Spaß machen und gleichzeitig viel Aktivität bieten. Es gibt reichlich Gelegenheiten, etwas Neues zu lernen oder sogar anderen zu helfen, während Sie trainieren.

So bleiben Sie am Ball

- Probieren Sie ein neues unterhaltsames Hobby wie Tanzen, Bowlen, Golfen, Holzbearbeitung oder Badminton, um nur ein paar zu nennen.
- Nutzen Sie ehrenamtliche Arbeit als Möglichkeit, in der Gemeinde mitzuhelfen und gleichzeitig aktiv zu sein. Helfen Sie als Schülerlotse, führen Sie Hunde aus dem Tierheim aus, helfen Sie mit beim Bau von Wohnungen für Bedürftige, nehmen Sie an einem Gehmarathon oder an einem Volkslauf für einen guten Zweck teil, coachen Sie ein Kindersportteam in Ihrem Viertel oder unterstützen Sie die Organisation einer Tafel oder in einer Spendensammelstelle. Dies alles wird Sie auf Trab bringen und dem Kampf gegen Ihren Prädiabetes zugutekommen. Gleichzeitig tun Sie etwas Gutes für Ihre Gemeinde.

37. Passen Sie gut auf sich auf

Zwar kann körperliche Betätigung gut für Ihre Gesundheit sein, aber Sie sollten auf jeden Fall geeignete Vorsichtsmaßnahmen treffen, sodass Ihre Trainingseinheiten sicher sind und Sie Verletzungen oder Erschöpfung vermeiden. Geben Sie Sicherheitsvorkehrungen hohe Priorität bei den regelmäßigen Aktivitäten, die Teil Ihres Aktionsplans gegen Prädiabetes sind.

So bleiben Sie am Ball

- Konsultieren Sie Ihren Arzt wegen medizinischer Zustimmung, bevor Sie mit einem Trainingsprogramm beginnen.
- Wärmen Sie sich auf und dehnen Sie Ihre Muskeln mindestens zehn Minuten lang, bevor Sie mit dem Training beginnen und wiederholen Sie dies als Abwärmübung am Ende der Einheit.
- Vermeiden Sie Training unter freiem Himmel bei extremen Temperaturen (superheiß oder sehr kalt) oder überlegen Sie, bei solchen Temperaturen Ihr Training nach drinnen zu verlegen.
- Üben Sie mit einer Intensität, die sich maßvoll und bequem anfühlt. Übertreiben Sie es nicht.
- Tragen Sie beim Training atmungsaktive, bequeme Kleidung und stabiles Schuhwerk. Trinken Sie ausgiebig, vor und nach dem Training, aber auch währenddessen.
- Wenn Sie mit Gewichten arbeiten, sollte Sie zur Einführung unbedingt ein erfahrener Trainer in die richtige Ausführung und Positionierung einweisen.
- Unterbrechen Sie Ihre Aktivität, wenn Sie Schmerzen haben, sich schwindlig fühlen, Atembeschwerden oder Schmerzen in der Brust haben. Informieren Sie unbedingt Ihren Arzt, falls Sie irgendwelche dieser Symptome während des Trainings erlebt haben.

38. Wie wäre es mit einem haarigen Freund ?

Sie wären erstaunt, wie ein Haustier Ihr Leben und Ihr Fitnessniveau positiv beeinflussen kann. Ganz abgesehen davon, dass die Forschung gezeigt hat, dass Haustiere Ihre Stimmung aufhellen und Sie emotional unterstützen können – was eine Win-win-Situation bei der Kontrolle Ihres Prädiabetes ist. Denken Sie über einen Tiergefährten nach, der Sie ermutigt, nach draußen zu gehen und unterwegs zu sein.

So bleiben Sie am Ball

- Überlegen Sie einen Hund anzuschaffen, der Sie motiviert, sich draußen zu bewegen. Denn dann haben Sie automatisch einen Fitnesskumpel für Spaziergänge, zum Joggen oder zum Spielen im Park.
- Nutzen Sie die Verantwortung, die Sie für Ihr Haustier haben, um mehr als einmal zu trainieren. Bedenken Sie, dass sich kurze, mehrmals täglich absolvierte Gänge summieren.

39. Nicht vergessen: essen und trinken Sie vor dem Training ausreichend

Die richtige Flüssigkeitsaufnahme und eine angemessene Menge Brennstoff machen einen großen Unterschied beim Training aus. Übertreiben Sie es jedoch auch nicht. Essen und trinken Sie genug vor dem Training, um Ihre Aktivität hinsichtlich der Blutzucker- und Gewichtskontrolle zu optimieren.

So bleiben Sie am Ball

- Die allgemeine Richtlinie gibt vor, einen halben Liter Flüssigkeit innerhalb von zwei Stunden vor dem Training und mindestens einen Achtelliter alle 15 Minuten während des Trainings zu trinken. Danach sollten Sie für jedes verlorene Pfund Flüssigkeit einen halben bis dreiviertel Liter trinken. Hüten Sie sich vor zuckerhaltigen Getränken. Die brauchen Sie nicht, wenn Sie eine Stunde oder weniger trainieren – Wasser ist genau das Richtige.
- Wenn Sie eine intensivere und längere Ausdauerübung absolviert haben, haben Sie vermutlich Bedarf an Kohlenhydraten und Elektrolyten, sodass es eine gute Idee wäre, einen Ernährungsberater zu konsultieren, um einen Plan auszuarbeiten.
- Trainieren Sie nicht auf nüchternen Magen. Sie sollten auf jeden Fall einen Snack oder eine Mahlzeit innerhalb einer Stunde vor dem Training gegessen haben. Im Idealfall essen Sie etwas, das ein wenig Kohlenhydrate und etwas Protein enthält wie zum Beispiel eine halbe Banane, eine Reiswaffel mit einem Esslöffel Erdnussbutter oder einen Naturjoghurt.

40. Merken Sie sich Ihre Wiederholungen beim Krafttraining

Ein Krafttraining mit vielfältigen und sich steigernden Wiederholungen und Sets macht Sie stärker, ganz abgesehen von der Kontrolle über Ihren Prädiabetes. Machen Sie sich unbedingt vertraut mit der Menge der Wiederholungen und Sets unterschiedlicher Übungen, die absolviert werden sollten. So ziehen Sie auf sichere Art den maximalen Nutzen aus Ihrer Routine.

So bleiben Sie am Ball

- Die Beratung durch einen anerkannten Trainer beendet normalerweise das Mutmaßen in Bezug auf das Krafttraining, sofern Ihr Arzt den Beginn Ihres Krafttrainings genehmigt hat.
- Wenn Sie Krafttraining mit Gewichten oder Bändern machen, sollte es Ihr Anfangsziel sein, einen oder zwei Sets von zehn bis fünfzehn Wiederholungen pro Set zu absolvieren. Gehen Sie so weit, bis Sie fast die Ermüdung in dem entsprechenden Muskel fühlen.
- Wenn Sie stärker werden, können Sie weitergehen und allmählich schwerere Gewichte oder größeren Widerstand benutzen, bis Sie mindestens acht bis zehn Wiederholungen pro Set absolvieren können. Sie können sich an die Zunahme des Gewichts oder des Widerstands halten, indem Sie die Anzahl der Sets erhöhen (also zum Beispiel statt ein bis zwei Wiederholungssets zwei bis drei versuchen).
- Wenn Sie eine Krankengeschichte, Gelenke und Muskeln betreffend, oder andere gesundheitliche Handicaps haben, fangen Sie mit einem Set von zehn bis fünfzehn Wiederholungen mit einem leichteren Gewicht an.

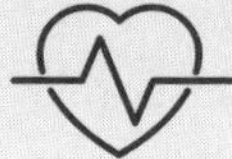 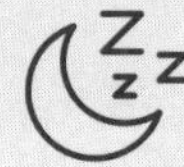  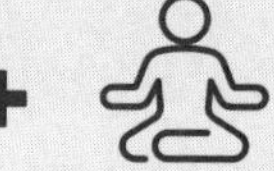

Kapitel 6

Nehmen Sie ab! Wie Sie Ihr Gewicht in den Griff bekommen

ES GIBT EINEN eindeutigen Zusammenhang zwischen Übergewicht und Blutzuckerkontrolle. Deshalb wollen wir uns die (in Kapitel 2 bereits erwähnte) alarmierende Statistik noch einmal ansehen: Mehr als ein Drittel der Erwachsenen (36,5 Prozent) in den USA ist adipös, während die Adipositasrate bei Kindern ebenfalls in die Höhe schnellt. Mehr als 18 Prozent der amerikanischen Kinder gelten als adipös. Als Nation betrachtet, hat sich Amerika in den vergangenen zwei Jahrzehnten die Pfunde nur so aufgeladen. Achtzig Prozent der Menschen mit Typ-2-Diabetes sind auch übergewichtig oder adipös. Glücklicherweise ist stichhaltig bewiesen, dass die Adipositas-Therapie den Fortschritt von Prädiabetes zu Diabetes verhindern und verzögern kann. Abzunehmen ist eine der besten Möglichkeiten, Prädiabetes zu behandeln, aber es ist auch eine große Herausforderung.

Die Vorteile des Abnehmens

Wenn Sie Ihre Gewichtsabnahme in Angriff nehmen, kann es sehr hilfreich sein, alles über die gesundheitlichen Vorteile zu wissen, die mit dem Loswerden überschüssiger Pfunde verbunden sind. Wenn Sie Gewicht verlieren, verbessert sich die Fähigkeit Ihres Körpers, den Blutzucker unter Kontrolle zu bringen, enorm. Das Diabetespräventionsprogramm (DPP) bewies, dass sogar ein mittelmäßiger Gewichtsverlust den Beginn von Typ-2-Diabetes bei gefährdeten übergewichtigen Erwachsenen verhindern oder verzögern kann.

Gewicht und Insulinresistenz

Wie genau überschüssiges Fett die Insulinresistenz fördert, ist noch nicht eindeutig geklärt. Man vermutet, dass eingelagertes Fett bestimmte Proteine und/oder Enzyme freisetzt, die auf Muskeln und Leberzellen einwirken, um die Art und Weise zu beeinträchtigen, wie sie die Insulinsignale zur Glukoseverarbeitung »lesen«. Außerdem hat die Forschung herausgefunden, dass ein apfelförmiger Körper (Stammfettsucht), der mit Insulinresistenz und Typ-2-Diabetes in Verbindung gebracht wird, Fett mit einzigartigen Eigenschaften enthält. Insbesondere dieser Typ des viszeralen Bauchfetts stößt mehr freie Triglyceridwerte ab, die die Fettsäuren erhöhen. Er wird außerdem von höheren Insulinwerten begleitet, die weitere Fetteinlagerungen fördern. Die Reduzierung des Bauchfetts hat den doppelten Vorteil, sowohl die Insulinempfindlichkeit zu erhöhen als auch die Triglyceridwerte bei Personen mit Prädiabetes und Typ-2-Diabetes zu senken.

Weitere gesundheitliche Vorteile des Abnehmens

Abgesehen davon, dass Sie Ihren Prädiabetes in Schach halten, bietet das Abnehmen (auch wenn es nur fünf bis zehn Prozent Ihres Körpergewichts sind) zahlreiche andere Gesundheitsvorteile wie zum Beispiel:

- Verbesserte Beweglichkeit und weniger Belastung Ihrer Gelenke sowie ein geringeres Risiko, an Gelenkverschleiß zu erkranken
- Größeres Wohlbefinden, mehr Energie, verbesserte Stimmung und ein positives Selbstbild
- Geringeres Risiko für viele chronische Krankheiten wie einige Krebsarten, Herz-Kreislauf-Erkrankungen und Diabetes
- Verminderte Entzündungsgrade im Körper, niedrigerer Blutdruck und niedrigere Cholesterinwerte
- Besserer Schlaf, und bei Patienten mit Schlafapnoe (eine Schlafstörung, die häufig bei Personen mit Übergewicht diagnostiziert wird) Verbesserung und manchmal Lösung des Problems

Kalorien reduzieren: ein Eckpfeiler beim Abnehmen

Eine Kalorie (oder Kilokalorie) wird wissenschaftlich definiert als die Energiemenge, die erforderlich ist, um die Temperatur von 1 Gramm Wasser um ein Grad Celsius zu erhöhen. Für den Laien verständlich ausgedrückt, ist eine Kalorie im Grunde eine Energieeinheit, die Ihr Körper als Brennstoff benutzt. Die drei Hauptnährstoffe oder Kalorienquellen sind Kohlenhydrate, Proteine und Fette. Kohlenhydrate und Proteine liefern vier Kalorien pro Gramm, während Fette mit neun Kalorien pro Gramm mehr als das Doppelte liefern. Daneben schlägt Alkohol mit sieben Kalorien pro Gramm zu Buche. Lebensmittel sind meistens eine Mischung aus Kohlenhydraten, Protein und Fetten, sodass jedes Lebensmittel seinen eigenen Kalorienwert hat, den Sie auf der Nährwertkennzeichnung und in Nahrungsmitteltabellen aufgeführt finden.

Wenn Sie sich ein bestimmtes Budget zum Abnehmen gesetzt haben, sollten Sie beachten, dass Sie nährstoffreiche Lebensmittel verzehren. Das heißt, sie haben im Verhältnis zur geringsten Anzahl von Kalorien, die sie enthalten, die meisten Nährstoffe wie gesunde

Kohlenhydrate, Proteine, Fette, Ballaststoffe, Vitamine und Mineralstoffe. So ist zum Beispiel ein gemischter Gemüsesalat mit gegrillter Hühnerbrust reich an Proteinen, Ballaststoffen, Vitaminen und Mineralstoffen bei gleichzeitig wenigen Kalorien. Im Gegensatz dazu ist ein Stück Schokoladenkuchen haushoch kalorien-, zucker- und fetthaltig, enthält keine ballaststoffreichen Kohlenhydrate und ist sehr arm an wesentlichen Nährstoffen.

Wie hoch sollte Ihre Kalorienaufnahme sein?

Ihre ideale Kalorienaufnahme beruht auf Ihrer Aktivitätsstufe, Ihrem Geschlecht, Alter und anderen Faktoren. Die Kalorienreduzierung ist Bestandteil eines wirksamen Programms zur Gewichtsabnahme, daher ist sie auch ein wichtiger Aspekt im Rahmen des Ernährungsmanagements bei Prädiabetes.

Sehr kalorienarme Diäten?

Die 2018 von der Amerikanischen Gesellschaft für Diabetes (ADA) empfohlenen Standards ärztlicher Betreuung lauten: »Um kurzfristig (in drei Monaten) einen Gewichtsverlust von mehr als fünf Prozent herbeizuführen, kann eine äußerst kalorienarme Kost (800 Kilokalorien oder weniger pro Tag) verordnet werden. Außerdem ist es möglich, für sorgfältig ausgesuchte Patienten, die von geschulten praktischen Ärzten in einer kontrollierten medizinischen Umgebung versorgt werden, ganze Mahlzeiten ausfallen zu lassen. Um den Gewichtsverlust beizubehalten, muss zu solchen Programmen eine langfristige und umfassende Gewichtskontrolltherapie gehören.« Langfristig gesehen und im Allgemeinen werden Diäten unter 1.200 Kalorien pro Tag nicht empfohlen. Sie benötigen für ihre Ausführung medizinische Aufsicht.

Die geschätzten Mengen der täglichen Kalorienaufnahme auf der Grundlage von Geschlecht, Alter und Aktivitätsniveau des amerikanischen Landwirtschaftsministeriums von 2015 bis 2020 – *Diätrichtlinien für Amerikaner* – finden Sie hier: https://health.gov/dietaryguidelines/2015/guidelines/appendix-2/. Die ADA empfiehlt ein Programm für einen Lebensstil mit einem Diätansatz für reduzierte Kalorien (500 bis 700 weniger Kalorien als in den Richtlinien des Landwirtschaftsministeriums für die Gewichtsbeibehaltung) oder annähernd 1.200 bis 1.500 Kalorien täglich für Frauen und 1.500 bis 1.800 Kalorien täglich für Männer.

Es gibt keinen einzigen allgemeingültigen Vorschlag einer Diätzusammenstellung. Diäten sollten individuell abgestimmt sein, um niedrigere Kalorienstufen zu erreichen, aber sie unterscheiden sich womöglich hinsichtlich des Protein-, Kohlenhydrat- und Fettgehalts. Die gerade aufgeführten Richtlinien sind allgemein formuliert, sodass ein wichtiger Bestandteil dieses Ansatzes die regelmäßige Beratung und Unterstützung eines staatlich anerkannten Ernährungsberaters ist. Sie können zusammenarbeiten, um über Ihr Kalorienziel zu entscheiden und einen individualisierten Essensplan zu erstellen, der Ihre Gewichtsabnahme unterstützt. Vielleicht möchten Sie sich darauf konzentrieren, langfristige Veränderungen vorzunehmen, mit denen Sie gut leben können und die Ihnen erlauben, eine Vielfalt von Lebensmitteln zu essen, die Sie mögen. Hüten Sie sich vor faden Diäten, die schnelle Verbesserungen versprechen, allzu einschränkend sind und wichtige Nährstoffe ausschließen. Der Erfolg solcher Maßnahmen ist häufig nicht wissenschaftlich erwiesen.

Das Rätsel der kohlenhydratarmen Ernährung

Kohlenhydratarme Diäten werden in der Diabetikergemeinde heiß diskutiert. Auf den ersten Blick scheint das Thema in trockenen Tüchern zu sein. Da Kohlenhydrate den Blutzucker ansteigen lassen, müsste eine kohlenhydratarme Ernährung eigentlich automatisch vorteilhaft für Diabetiker sein. Aber kohlenhydratarmes Essen verstößt auch gegen alles, was Ernährungswissenschaftler in den letzten Jahrzehnten propagiert haben: dass die Mehrheit Ihrer Kalorien (45–65 Prozent) aus Kohlenhydraten stammen sollte.

Pro und Kontra einer kohlenhydratarmen Diät

Es ist eine unbestrittene Tatsache, dass die mit der Nahrung zugeführten Kohlenhydrate den Blutzuckerspiegel erhöhen. Minimieren Sie Ihre Kohlenhydrataufnahme, und Sie werden den Anstieg des Blutzuckerspiegels vermindern. Deshalb scheint eine kohlenhydratarme Ernährung einen logischen, wenn auch umstrittenen Platz in der Diabetestherapie zu haben. Aber wie sieht es mit weniger Kohlenhydraten aus, wenn es ums Abnehmen geht? Kurz gesagt: Befürworter der kohlenhydratarmen Ernährung schreiben Gewichtszunahme hohen Insulinwerten zu, die die Fetteinlagerung fördern. Da die Insulinausschüttung von Kohlenhydraten ausgelöst wird, die mit der Nahrung aufgenommen werden, lautet die Argumentation, dass zu viele Kohlenhydrate zu viel Glukose bedeuten. Das wiederum führt zu hohen Werten zirkulierenden Insulins (Hyperinsulinämie) – eine Ursache für Fetteinlagerung und Gewichtszunahme.

Diese Hyperinsulinämie kann auch zu Entzündungen im Körper führen, die die Insulinresistenz im Lauf der Zeit verschlimmern. Die American Diabetes Association (ADA) heißt Pläne für eine kohlenhydratarme Ernährung als langfristige Diabeteskontrolle nicht gut und betont, dass die fett- und proteinreichen Inhalte dieser Diäten für Personen mit Diabetes, die bereits durch eine Herzarterienerkrankung gefährdet sind, gefährlich sein könnten.

Das andere Problem mit kohlenhydratarmer Ernährung ist ihr proteinreicher Inhalt, der sich auf die Nieren von Personen mit fortgeschrittener Nierenkrankheit schädlich auswirken kann. Trotzdem schwören manche Leute auf solche Programme und behaupten, dass die kohlenhydratarme Kost ihnen die Kontrolle über ihren Blutzucker zurückgegeben hat.

Netto-Kohlenhydrate

Manchmal sagen Menschen, die ich berate, zu mir: »Ich sehe ständig das Wort ›Netto-Kohlenhydrate‹ auf etlichen Lebensmitteln im Supermarkt. Was bedeutet das?«

»Netto-Kohlenhydrate« und »wirksame (verdauliche) Kohlenhydrate« sind Marketingbegriffe, die von den Lebensmittelherstellern geprägt wurden. Theoretisch sind »Netto-Kohlenhydrate« solche, die Auswirkungen auf den Blutzucker haben. Das heißt, dass der Hersteller Kohlenhydrate von Bestandteilen wie Zuckeralkoholen, Glyzerin und Ballaststoffen von der in Gramm angegebenen Gesamtmenge der Kohlenhydrate abgezogen hat. Gehen Sie behutsam damit um und testen Sie Ihren Blutzucker vor und nach dem Essen, um zu sehen, ob Sie tatsächlich mit der Zahl der »Netto-Kohlenhydrate« zurechtkommen.

Die erfolgreichsten kohlenhydratarmen Pläne zwingen Diäthalter, sowohl den Kalorien als auch den Kohlenhydraten Beachtung zu schenken. Zu viel Fett fügt Ihrer Diät womöglich zu viele Kalorien hinzu, und ohne Kalorienreduzierung findet einfach kein Gewichtsverlust statt. Falls Sie sich tatsächlich für eine kohlenhydratarme Kost entscheiden, sprechen Sie zuerst mit Ihrem Arzt und arbeiten Sie dann mit ihrem staatlich anerkannten Ernährungsberater einen auf Sie zugeschnittenen Plan aus.

Kohlenhydratarme Kost: was die Forschung sagt

2003 veröffentlichte *The New England Journal of Medicine* zwei wichtige klinische Kontrollstudien, die kohlenhydratarme Diäten an Personen mit erheblichen Gewichts- und Gesundheitsproblemen testeten. Eine Studie kam zu dem Ergebnis, dass adipöse Teilnehmer mit Diabetes, die auf 30 Gramm Kohlenhydrate am Tag beschränkt waren, einen größeren Gewichtsverlust erreichten, eine bessere Glukosekontrolle beibehielten und die Triglyceridwerte stärker als die Mitglieder der anderen Gruppe verringerten, die auf eine fettarme Kost gesetzt worden waren. Die zweite Studie umfasste eine geringere Teilnehmerzahl, kam aber zu ähnlichen Ergebnissen. Allerding schlussfolgerten die Autoren darüber hinaus, dass der Unterschied in den gesundheitlichen Vorteilen zwischen der fettarmen und der kohlenhydratarmen Gruppe nach den ersten sechs Monaten bedeutungslos wurde.

Kohlenhydratarme Diäten sind potenziell wirksam

Im Jahr 2008 veröffentlichte die American Diabetes Association ihre allererste offizielle klinische Bestätigung der potenziellen Vorteile eines kohlenhydratarmen Diäthaltens. In ihren Ernährungsrichtlinien erklärte sie, dass kohlenhydratarme Diäten mit dem Ziel, Gewicht zu verlieren, »kurzfristig (d.h. bis zu zwei Jahren) wirksam sein können«.

Weiterführende Studien ordnen der kohlenhydratarmen Kost ebenfalls Gewichtsverlust und gesundheitliche Vorteile zu. Eine dieser Untersuchungen hieß *A to Z Weight Loss Study* (*Das A bis Z des Gewichtsverlusts*), die vier populäre Abnehmdiäten – Atkins, Ornish, LEARN und Zone – in ein Kopf-an-Kopf-Rennen schickte.

Die im *Journal of the American Medical Association* veröffentlichen Ergebnisse besagten, dass zwölf Monate nach Beginn der Studie die Teilnehmer am kohlenhydratarmen Atkins-Programm im Vergleich zu Teilnehmern an alternativen, kohlenhydratreicheren Diäten das meiste Gewicht verloren und (angesichts verbesserter Cholesterinprofile und niedrigerer Nüchtern-Insulin- und Glukosewerte) die größten gesundheitlichen Vorteile daraus gezogen hatten. Allerdings kam eine Metaanalyse von Studien über kohlenhydratarme im Vergleich zu fettarmen Diäten für Gewichtsverlust in den *Archives of Internal Medicine* zu dem Schluss, sie stünden in Verbindung mit ungünstigen Veränderungen der Triglycerid- und HDL-Werte (gutes Cholesterin). Positiv anzumerken ist, dass die Studie außerdem herausfand, kohlenhydratarmes Diäthalten stünde mit günstigen Veränderungen der Triglycerid- und HDL-Werte (gutes Cholesterin) im Zusammenhang. Weitere langfristige und groß angelegte Studien sind nötig, um die Risiken und potentiellen Vorteile einer kohlenhydratarmen Diät in der Diabetestherapie zu analysieren. Inzwischen lautet das Fazit, dass die aktuelle Forschung tatsächlich einige Vorteile anerkennt, die mit der Reduzierung von Kohlenhydraten für Gewichtsverlust und Diabeteskontrolle einhergehen. Wenn Sie hohe LDL- oder Gesamtcholesterinwerte haben, sollte Ihr Arzt Ihre Cholesterinwerte sorgfältig kontrollieren, falls Sie sich für eine kohlenhydratarme Kost entscheiden.

Mehr als nur Kalorien und Diät

Wenn Sie übergewichtig sind und Prädiabetes haben, sollten Sie bedenken, dass selbst ein bescheidener Gewichtsverlust die Insulinresistenz verringern und die Kontrolle verbessern kann. Aber Kalorienreduzierung allein als Strategie fürs Abnehmen führt selten zu langfristiger Gewichtskontrolle. Die drei Hauptbestandteile eines gesunden Gewichtsverlustprogramms sind eine gesunde Ernährung mit kontrollierter Kalorienzufuhr (in Kapitel 4 beschrieben), regelmäßige Aktivität (besprochen in Kapitel 5) sowie Verhaltensveränderung, die im Folgenden detaillierter diskutiert wird.

Verhaltensveränderung

Wenn es ums Abnehmen geht, kann Verhaltensveränderung den entscheidenden Ausschlag geben zwischen der Erkenntnis, was zu tun ist und der tatsächlichen langfristigen und erfolgreichen Handlung. Einige Hauptprinzipien der Verhaltensveränderung bei der Gewichtsregulierung sind:

Selbstkontrolle

Ein Ernährungstagebuch kann auf Ihrem Weg zum Gewichtsverlust äußerst hilfreich sein. Ein Tagebuch über Ihr Abnehmen zu führen, kann sie mit den Dingen vertraut machen, die Gewichtszunahme und Missgeschicke auslösen und Sie beim nächsten Mal weniger anfällig dafür machen. Die Aufzeichnungen liefern außerdem detaillierte Informationen für Ihren Ernährungsberater und Ihren Arzt, sodass sie sie bei der Ausarbeitung von Behandlungsplänen verwenden können.

Zielsetzung und Gestaltung

Sich kurzfristig kleine Ziele zu setzen, hilft Ihnen womöglich dabei, langfristig Erfolge zu verzeichnen. Ziele zu erreichen und Schritt für Schritt darauf aufzubauen, kann Sie motivieren, kontinuierlich am Ball zu bleiben.

Impulskontrolle

Es ist wichtig, die Auslösereize zu erkennen, die Hindernisse und Rückschläge beim Erreichen Ihrer Abnehmziele verursachen, sodass Sie sie verhindern und korrigieren können.

Stressabbau

Stress, Depressionen und Stimmungsschwankungen können den Weg zu Ihren Zielen blockieren. Sie sollten deshalb unbedingt Techniken finden, um Stress abzubauen, Gemütsstörungen zu erkennen und mit ihnen umzugehen. Nehmen Sie, wenn nötig, ärztliche Hilfe in Anspruch.

Soziale Unterstützung

Es ist schwierig, ganz allein abzunehmen. Wenn Sie sich ein Hilfsnetzwerk aus Familie, Freunden, medizinischen Fachkräften und Unterstützergruppen aufbauen, kann Ihnen das die zusätzliche Ermutigung verschaffen, die Sie brauchen und Ihnen obendrein bei der Lösung von Problemen helfen. So bleiben Sie während der Herausforderungen optimistisch.

Einige dieser Techniken können Sie sich selbst beibringen. Aber Sie werden sehen, dass Termine mit einem Ernährungsberater und einem Verhaltenstherapeuten notwendig sind, damit Sie diese Prinzipien der Verhaltensänderungen erlernen und sie in Fleisch und Blut übergehen. Diese zusätzliche regelmäßige Anleitung und professionelle Unterstützung kann entscheidend sein.

Emotionales Essen

Emotionales Essen wird als Essen definiert, das eine Reaktion auf emotionale Auslöser wie Stress oder negative Emotionen ist. Es kann als Reaktion auf das Diäthalten auftreten oder unabhängig davon auf andere Faktoren zurückgeführt werden. Es sind eine Menge Mechanismen diskutiert worden, die möglicherweise emotionales Essen auslösen. Das Spektrum umfasst die Geschichte emotionaler Traumata, negative Ereignisse, Schlafentzug, Unterarten der Depression, Verwechslung innerer Zustände des Hungers mit Sattsein, sowie physiologische Symptome, die mit Emotionen oder unzureichenden emotionalen Regulationsfähigkeiten im Körper einhergehen. Emotionales

Essen wird häufig als falsches Mittel benutzt, um negative Gefühle zu bewältigen – oder als Ablenkungsmanöver und Versuch, sie vermeiden. Im Lauf einer Episode emotionalen Essens kommt es häufig vor, auf Trostessen zurückzugreifen, das zucker-, salz- und fettreich ist. Dies wiederum führt zu Schuldgefühlen. Diese Schuld löst dann ihrerseits verstärktes emotionales Essen aus, und so entsteht ein ungesunder Teufelskreis.

Anzeichen *für* emotionales Essen

Die geläufigsten Anzeichen emotionalen Essverhaltens sind das plötzliche Einsetzen eines intensiven Bedürfnisses zu essen (und zwar ungesunde Lebensmittel), sinnloses Vertilgen oftmals großer Mengen Essen ohne Sättigungsgefühl trotz des Verzehrs großer Kalorienmengen; sowie das Aufwallen von Schuld oder Scham nach einer Episode emotionalen Essens.

Wenn Sie glauben, Sie könnten Probleme mit emotionalem Essen haben, vor allem wenn es wiederholt passiert und außer Kontrolle gerät, sollten Sie sich unbedingt Hilfe holen. Das Beste, was Sie tun können, ist es, sich ehrlich einzugestehen, dass Sie ein Problem haben. Es ist keine Schande zuzugeben, dass Sie emotional essen und versuchen wollen, das zu ändern. Die Zusammenarbeit mit einem Verhaltenstherapeuten und einem Ernährungsberater kann Ihnen helfen, Auslöser zu erkennen, Ihre Gefühle zu verarbeiten, positive Bewältigungsmechanismen zu entwickeln, die nichts mit Essen zu tun haben und sicherzugehen, dass Sie einen Speiseplan haben, der nicht allzu streng ist. Ein solcher Speiseplan kann zu Entzugsgefühlen führen, die Sie anfangs in Gefahr bringen, gefühlsbedingt zu essen.

Andere Behandlungen für Gewichtsverlust: Medikamente

Wenn Diät und Bewegung zu keinem Ergebnis führen, bestehen noch andere Optionen. Es gibt eine Reihe von Medikamenten, die von der FDA genehmigt sind und die für kurz- und langfristigen Gewichtsverlust entwickelt wurden. Aktuell sind fünf Medikamente von der FDA zugelassen, und zwar für langfristigen Einsatz bei Patienten mit einem KMI größer als oder gleich 27, die außerdem eine oder mehrere mit Adipositas einhergehende Komorbiditäten zeigen (wie zum Beispiel Typ-2-Diabetes, Hypertonie und einen erhöhten Cholesterinspiegel). Dasselbe gilt für Patienten mit einem KMI größer oder gleich 30, die die Motivation gezeigt haben, abzunehmen. Die Medikamente heißen Xenical oder Alli (in Deutschland Orlistat), BELVIQ (Lorcaserin), Qsymia (Phentermin plus Topiramat), CONTRAVE (Naltrexon plus Bupropion) und Saxenda (Liraglutid).

All diese Medikamente haben unterschiedliche Wirkmechanismen und werden eingesetzt, um Patienten zu helfen, die ein verbessertes Festhalten an einer kalorienarmen Kost im Rahmen einer Veränderung des Lebenswandels anstreben, einschließlich körperlicher Betätigung. Mit diesen Medikamenten lässt sich ein durchschnittlicher Gewichtsverlust von 2,5 bis 5,9 Kilogramm pro Jahr erwarten. Alle haben potenzielle Nebenwirkungen, deshalb sollten Sie nur unter ärztlicher Aufsicht und mit sorgfältiger Abwägung von Risiko und Nutzen eingenommen werden.

Wenn Sie mehr darüber erfahren möchten, sprechen Sie mit Ihrem Arzt. Er kann beurteilen, ob irgendeines dieser Medikamente für Sie in Frage kommt.

Metabolische Chirurgie

Schließlich könnte für schwer adipöse Personen, die zu Typ-2-Diabetes vorangeschritten sind und es nicht auf herkömmliche Weise geschafft haben abzunehmen, ein Magenbypass oder eine chirurgische Magenverkürzung (metabolische Chirurgie) eine Option sein. Nur Patienten mit einem KMI größer oder gleich 35–40 kommen typischerweise für metabolische Chirurgie in Betracht.

Eine Reihe unterschiedlicher Formen der Adipositaschirurgie sind verfügbar, einschließlich des verstellbaren Magenbands, der vertikalen bandverstärkten Gastroplastik, des Roux-en-Y-Magenbypass und der biliopankreatischen Teilung (mit oder ohne Duodenalswitch). Die ersten beiden gehören zur restriktiven Chirurgie, mit deren Hilfe der größte Teil des Magens für den Verdauungsprozess verschlossen wird, sodass nur noch ein kleiner Abschnitt für die Verdauung von Essen übrig bleibt. Die letzteren zwei sind Bypassoperationen (oder malabsorptive) Operationen, die den Verdauungsablauf an einem Teil des Dünndarms oder am ganzen Dünndarm vorbei umleiten, um die Anzahl der Kalorien zu minimieren, die absorbiert werden können.

Die Implantation eines laparoskopischen verstellbaren Magenbands (auch als Lap-Banding bezeichnet) ist die geläufigste Form der Adipositaschirurgie. Wie beim herkömmlichen verstellbaren Magenband wird ein Abschnitt des Magens mit einer Vorrichtung abgebunden, die aufgepumpt und aus der die Luft wieder herausgelassen werden kann, um die Größe des Magenbeutels den Erfordernissen entsprechend zu verändern. Das Lap-Banding jedoch verwendet eine minimalinvasive laparoskopische Prozedur, die mit kleinen Einschnitten und dem Einsatz von Operationskameras einhergeht, um das Band in die richtige Position zu bringen. Diese Technik minimiert sowohl die Genesungszeit als auch das Risiko für Komplikationen (im Vergleich zur traditionellen Adipositaschirurgie).

Es ist von Bedeutung, ein Zentrum für metabolische Chirurgie in Betracht zu ziehen, das erfahren genug ist und in dem Sie Zugang zu einem interdisziplinären Team von Ärzten, Krankenpflegern, Ernährungsberatern und Verhaltenstherapeuten haben, die die Qualität der

Versorgung gewährleisten. Die metabolische Chirurgie birgt dieselben Risiken für Infektion und Blutung wie jede große Operation. Hinzu kommt eine hohe Rate ähnlicher Komplikationen. Bis zu 20 Prozent der Personen, die sich einer Adipositas-OP unterziehen, müssen Nachfolgeoperationen in Kauf nehmen, um einen Bauchdeckenbruch oder andere Probleme in den Griff zu bekommen. Wegen des rapiden Gewichtsverlusts, der nach der Operation folgt, sind Gallensteine ebenfalls ein Risiko.

Weil einige Operationsformen den Dünndarm umgehen, wo ein großer Teil der Nährstoffabsorption stattfindet, leiden etwa 30 Prozent der Patienten an einem Mangel bestimmter Vitamine und Mineralstoffe (ein Zustand, der normalerweise mit Nahrungsergänzungsmitteln korrigiert werden kann). Sollten Sie sich so einer Prozedur unterziehen, müssen Sie langfristig Ihre Ernährung kontrollieren lassen. Zusätzlich empfiehlt die ADA, dass Personen, die eine metabolische Operation in Betracht ziehen, eine umfassende Beurteilung Ihrer geistigen Gesundheit erhalten. Patienten mit einer Vorgeschichte psychischer Probleme sollten nicht operiert werden, bis diese Probleme vollständig behandelt worden sind. Patienten, denen eine metabolische OP bevorsteht, sollten kontinuierlich bewertet werden, ob eine Behandlung wegen psychischer Probleme notwendig ist, um sie auf medizinische und psychische Veränderungen nach der OP vorzubereiten.

Aktuelle Forschungen haben ergeben, dass bestimmte Adipositas-OPs die Blutzuckerkontrolle verbessern, und zwar unabhängig vom Gewichtsverlust, den sie begünstigen. Mit anderen Worten, Blutzuckerverbesserungen setzen nach der Operation ein, bevor ein erheblicher Gewichtsverlust stattgefunden hat. Während die Wissenschaftler noch den Mechanismus dahinter erforschen, glauben sie, dass er in Beziehung zu den Veränderungen der Bauchhormonwerte steht, die der Magenbypass und das Magenband auslösen.

Gewichtszunahme vermeiden

Selbst nachdem Sie Gewicht mit Hilfe der Veränderung Ihres Lebensstils, mit Medikamenten oder mit einem chirurgischen Eingriff verloren haben, wird das Halten des Gewichts eine lebenslange Herausforderung bleiben. Manchmal lassen sich die Situationen nicht kontrollieren, in denen Sie wieder Pfunde ansetzen. Eine Krankheit oder Verletzung kann Ihre Trainingsanstrengungen erschweren. Eine erforderliche Medikamententherapie fördert womöglich eine Gewichtszunahme. Wenn gesundheitliche Probleme eine Gewichtszunahme verursachen, bleibt Ihnen manchmal nichts weiter übrig, als es auszusitzen und Ihr Programm wieder aufzunehmen, wenn sich das Problem erledigt hat.

Sie können den Rückfall in alte Gewohnheiten wie emotionales Essen, Aussetzen des Trainings oder die gute alte Verzögerungstaktik verhindern. Da Sie Prädiabetes haben, ist es tatsächlich einfacher für Sie, am Ball zu bleiben, weil Sie automatisch auf Ihren Körper achtgeben müssen. Sollten Sie straucheln – und aller Wahrscheinlichkeit nach werden Sie straucheln – denken Sie daran, dass dies nicht das Ende der Welt ist. Sie erfahren nur gerade mehr über sich selbst und Ihre Gesundheit, was, langfristig betrachtet, der emotionalen Bewältigung Ihres Prädiabetes nutzen wird. Lassen Sie uns jetzt über ein paar tolle gesundheitsfördernde Gewohnheiten sprechen, mit deren Hilfe Sie abnehmen und Ihr geringeres Gewicht langfristig halten können:

41. Starten Sie nicht unvorbereitet

Machen Sie sich einen Plan. Es kann schwierig sein, all die vielfältigen Informationen über Gewichtsverlust zu verarbeiten. Dieses Buch ist ein großartiger Anfang, um Sie in die richtige Richtung zu lenken – so viel ist klar. Aber genauso wichtig ist es, dass Sie sich mit Ihren medizinischen Betreuern und mit einem Ernährungsberater kurzschließen, um ein spezielles, auf Sie zugeschnittenes Gewichtsverlustprogramm zu entwickeln, zu dem ein Speiseplan, körperliche Aktivität und Verhaltensänderungen für Ihren Prädiabetes gehören. Nehmen Sie die Hilfe Ihrer Betreuer in Anspruch, um einen vollständigen und individuell abgestimmten Plan fürs Abnehmen zu erstellen.

So bleiben Sie am Ball

- Planen Sie regelmäßige Termine mit Ihrem Team, um Ziele zu setzen, sich in die Diskussion einzubringen, den Fortschritt auszuwerten und Hilfe zu bekommen, wenn Sie Rückschläge erleiden.
- Kommen Sie vorbereitet zu Ihren Terminen beim Arzt und Ernährungsberater, listen Sie Ihre Fragen und Probleme auf und bringen Sie Ihr Ernährungstagebuch mit, um die gemeinsame Zeit maximal auszunutzen. So können Ihre Betreuer Sie besser unterstützen.
- Haben Sie keine Scheu, Ihre Anliegen zu formulieren. Je mehr Sie mitteilen, umso besser. So kann Ihr Team mit Ihnen arbeiten und Ihnen zum Erfolg verhelfen.

42. Schrauben Sie Ihre Erwartungen nicht zu hoch

Es ist unrealistisch zu erwarten, dass Sie sehr schnell abnehmen, und ein rascher Gewichtsverlust wird nicht von Dauer sein. Ein halbes bis ein Pfund pro Woche im Lauf der Zeit zu verlieren, bewirkt mehr und hilft Ihnen, langfristig gute Ergebnisse zu erzielen. Erkennen Sie, dass auch der geringste Gewichtsverlust am Ende zählt.

So bleiben Sie am Ball

- Statt sich auf eine bestimmte Kilozahl auf der Waage zu konzentrieren, sollten Sie positive Beobachtungen berücksichtigen, um am Ball zu bleiben. Besser passende Kleidungsstücke oder ein erhöhtes Energieniveau sind gute Möglichkeiten, Ihren Fortschritt zu messen.
- Sehen Sie die Dinge so, wie sie sind und denken Sie daran: Jeder noch so geringe Gewichtsverlust wird sich positiv auf Ihre Blutzuckerkontrolle und Ihren allgemeinen Gesundheitszustand auswirken.

43. Entscheiden Sie sich für einen Plan mit regelmäßigen Mahlzeiten und Snacks

Es ist wichtig, sich den ganzen Tag über mit Nahrung zu versorgen. Übermäßiger Hunger kann zum Überessen führen, ganz zu schweigen davon, dass es Sie geradezu unleidlich macht. Außerdem kann es Ihren Blutzucker- und Gewichtszielen entgegenwirken. Folgen Sie einem Speiseplan, der es Ihnen erlaubt, neben Ihren regelmäßigen Mahlzeiten zu bestimmten Zeiten im Lauf des Tages einen Snack zu genießen.

So bleiben Sie am Ball

- Nehmen Sie ausgewogene Mahlzeiten zu sich und setzen Sie die bereits besprochene Tellermethode ein (ein Viertel des Tellers mit Protein, ein Viertel mit stärkehaltiger Kost und die andere Hälfte mit nicht stärkehaltigem Gemüse). Fügen Sie zwei oder drei vernünftige Snacks für zwischendurch hinzu, einschließlich einer Quelle für Proteine oder gesundes Fett, mitsamt ballaststoffreichen Kohlenhydraten.
- Spülen Sie Ihre Mahlzeiten mit reichlich kalorienarmen Flüssigkeiten hinunter, und schon sind Sie auf der Erfolgsspur.
- Schauen Sie sich Ihren Terminplan im Voraus an, um Zeiten einzuplanen, in denen Sie essen können; vor allem in arbeitsreichen Wochen oder auf Reisen.
- Stellen Sie einen Alarm oder Timer ein, um sich an Mahlzeiten und Snacks und ausreichendes Trinken zu erinnern. So gehen Sie nicht im Chaos und der Hektik des Tages unter und behalten Essen und Trinken im Blick.

44. Verwöhnen Sie sich hin und wieder

Natürlich ist es schwierig (und für die meisten fast unmöglich), nie das zu essen, was Sie wirklich mögen. Wenn Sie sich entscheiden, nie ein bestimmtes Lebensmittel zu essen, werden Sie von ihm besessen und schließlich viel zu viel davon essen, sobald sich die Gelegenheit ergibt. Bei einer lebenslangen gesunden Ernährung geht es um Auswahlmöglichkeiten und darum, einen Weg zu finden, alle Lebensmittel, die Sie mögen, im Rahmen Ihres Prädiabetesplans auf vernünftige Weise im Gleichgewicht zu halten.

So bleiben Sie am Ball

- Sie sollten sich das Essen, das Sie mögen, nicht vorenthalten. Geben Sie sich lieber die Erlaubnis, sich dieses Essen bei einem besonderen Anlass oder bei einer Feier zu gönnen. Entwickeln Sie vorzeitig Strategien, diese Lebensmittel gelegentlich in Ihren Speiseplan aufzunehmen. Ein Ernährungsberater kann Sie bei dieser Herausforderung unterstützen.
- Finden Sie eine Möglichkeit, das problematische Essen auf gesunde Weise auszugleichen, indem Sie es sich nicht verbieten sondern es vielmehr für eine bestimmte Zeit reservieren, wenn Sie souverän genug sind, um es wirklich zu genießen.
- Planen Sie, zu »schummeln« und essen Sie bei Ihren Mahlzeiten vor und nach Ihrer Ausschweifung etwas weniger.
- Wenn Sie sich selbst verwöhnen, sollten Sie daran denken, dass es dabei allein um die richtige Portion geht. Nehmen Sie sich eine kleinere Portion Ihres Lieblingsessens als Teil einer gesunden Mahlzeit, zu der auch viel Gemüse und Proteine (die das Sättigungsgefühl hervorrufen) gehören. Dadurch vermeiden Sie es, den Bogen zu überspannen.

45. Vorratskammer und Kühlschrank: Die richtigen Lebensmittel auf Lager haben

Wenn Sie hungrig sind und gesunde Alternativen vorrätig haben, ermutigen Sie sich selbst, an Ihrem Speiseplan festzuhalten, wenn Sie durch kalorienreiche Lebensmittel, Snacks und Nachtisch in Versuchung geführt werden. Sich einzig auf Ihre Willenskraft zu verlassen, um Sie von unwiderstehlichem Essen fernzuhalten, wird nicht funktionieren, wenn Sie diese Speisen täglich zu Gesicht bekommen. Tatsächlich sollte Willenskraft nicht zu Ihren ständigen Strategien gehören, um Ihre Essgewohnheiten zu verbessern. Stattdessen sollten Sie sich im Zaum halten und Vorratskammer und Kühlschrank mit gesunden Alternativen aufstocken.

So bleiben Sie am Ball

- Erneuern Sie die Vorräte in Ihrer Speisekammer und kaufen Sie anhand einer Liste ein, die zu Ihrem Speiseplan passt. Werfen Sie Lebensmittel weg, die nicht Ihrem Prädiabetesplan entsprechen, oder verschenken sie sie. Entfernen Sie regelmäßig heikle Nahrungsmittel aus dem Haus, und Sie werden allmählich vom Verzehr dieser Kost Abstand nehmen. Versuchen Sie, Ihre Leckereien unterwegs zu konsumieren, sodass sie nicht im Haus sind und Sie zum wiederholten Verzehr verführen.
- Gestalten Sie Ihr Lebensmittelumfeld sicherer, indem Sie gesünderes Essen und Snackalternativen jederzeit verfügbar haben. Es ist hilfreich, zugeschnittenes Gemüse und Obst für Snacks und Mahlzeiten zur Hand zu haben. Dasselbe gilt für proteinreiche Kost wie gekochtes Huhn, Erdnussbutter, hartgekochte Eier und vorgekochte Bohnen. Wenn Sie eine große Auswahl gesunden Essens verzehrbereit haben, können Sie besser die Tücken ver-

meiden, zu viele nährstoffarme Lebensmittel zu essen, die den Gewichtsverlust oder die Kontrolle über Ihren Prädiabetes verhindern. Sehen Sie sich unter Anhang A am Ende des Buches einige hilfreiche Einkaufslisten an.

46. Achtsam essen

Wir haben heutzutage alle so viel zu tun, dass es uns allzu leicht fällt, eine Mahlzeit herunterzuschlingen, ohne zu wissen, wie viel wir gegessen haben. Lassen Sie sich Zeit, konzentrieren Sie sich auf Ihr Essen und genießen Sie es ohne Ablenkung, sonst verlieren Sie leicht den Überblick und verringern die positive Kontrolle, die Sie über Ihre Essgewohnheiten haben können.

So bleiben Sie am Ball

- Versuchen Sie, Ihr Essen wirklich zu genießen und verlangsamen Sie den Essvorgang, indem Sie die Gabel zwischen den Bissen aus der Hand legen. Nehmen Sie sich ein wenig Zeit, um sich für Mahlzeiten und Snacks hinzusetzen. Außerdem bekommt es Ihrer Verdauung besser, wenn Sie sich nicht hetzen.
- Essen Sie nicht in der Nähe des Fernsehers und anderer Ablenkungen, die es erleichtern, doppelt so viel zu essen wie Sie eigentlich wollten.
- Konzentrieren Sie sich auf den Geschmack und auf die Beschaffenheit des Essens. Achten Sie darauf, wann Sie gesättigt sind. So gewinnen Sie nicht nur mehr Befriedigung durch das Essen, sondern halten auch Ihre Portionen, Ihr Gewicht und Ihre Blutzuckerwerte in Schach.
- Wenn Sie eine Familie haben, lassen Sie sich mit ihnen am Esstisch nieder. Unterhalten Sie sich beim Essen und reagieren Sie aufeinander. Das wird Ihre Verdauung verbessern.

47. Wiegen Sie sich nicht so oft

Wiegen Sie sich nicht obsessiv. Denken Sie daran, dass Abnehmen kein schneller Vorgang ist. Einmal wöchentlich – jeweils zur selben Zeit: Mehr brauchen Sie nicht zu tun, um Ihren Fortschritt zu kontrollieren. Bestimmen Sie eine Zeit zum regelmäßigen wöchentlichen Wiegen.

So bleiben Sie am Ball

- Seien Sie konsequent, wann und wie Sie sich wiegen. Das Gewicht kann aufgrund von Flüssigkeitsverschiebungen, Hormonen, der Tageszeit, zu der Sie sich wiegen und der Kleidung, die Sie tragen, täglich schwanken. Es ist besser, sich immer auf die gleiche Weise zu wiegen – als erste Handlung am Morgen, wenn Sie aus dem Bad kommen, und ohne Kleidung, um am genauesten zu sein.
- Versuchen Sie, sich mehr darauf zu verlassen, wie Sie sich fühlen als auf das, was Sie auf die Waage bringen. Wenn die Waage sagt, dass Sie langsamer an Gewicht verlieren als erhofft, Sie sich aber energiegeladen fühlen, über Ihre Abnehmbemühungen erfreut sind und Ihre Blutzuckerwerte besser geworden sind, dann befinden Sie sich auf dem richtigen Weg.

48. Trainieren Sie regelmäßig, Ausreden gelten nicht

Gesundes Essen ist nur eine Seite der Gleichung, wenn es ums Abnehmen geht. Selbst wenn Sie sich wie ein Champion an Ihren Prädiabetes-Speiseplan halten, heißt das nicht, dass Sie sich erlauben dürfen, Ihre Aktivitäten schleifen zu lassen. In Kapitel 5 gibt es jede Menge tolle Tipps, wie Sie aktiv bleiben können, aber denken Sie daran: Erlauben Sie sich nicht die Zeit, die Dinge vor sich her zu schieben. Regelmäßiges Training anhand eines aufgestellten Zeitplans wird Ihnen helfen, dies in eine Gewohnheit zu verwandeln.

So bleiben Sie am Ball

- Denken Sie nicht darüber nach, Ihre körperliche Betätigung aufzuschieben; gehen Sie einfach raus und tun Sie es! Halten Sie sich an Ihren Terminplan, setzen Sie Trainingszeiten fest, machen Sie sich bereit und dann nichts wie ran. Geben Sie sich keine Zeit, sich das Training auszureden.
- Erinnern Sie sich, wie gut Sie sich nach dem Training fühlen und nutzen Sie dies als Motivation, um in die Gänge zu kommen. Denken Sie an die positiven Auswirkungen auf Blutzucker und Gewicht!

49. Essen Sie nur, wenn Sie Hunger haben

Bevor Sie nach etwas in der Vorratskammer greifen oder die Kühlschranktür aufreißen, halten Sie kurz inne und fragen Sie sich, ob Sie wirklich hungrig sind. Nehmen Sie sich eine Auszeit, bevor Sie nach Essen greifen und fragen Sie sich, ob Sie jetzt wirklich etwas essen wollen.

So bleiben Sie am Ball

- Zögern Sie einen Moment und fragen Sie sich, ob Sie tatsächlich körperlichen Hunger spüren oder etwas anderes, wie zum Beispiel Stress, Langeweile oder Heißhunger auf etwas Bestimmtes.
- Wenn Sie nicht wirklich hungrig sind, schenken Sie sich ein Glas Wasser ein, verlassen Sie die Küche und starten Sie eine Aktivität, die nichts mit Essen zu tun hat. Lassen Sie das Gefühl vorübergehen bis zur nächsten Mahlzeit. Auf diese Weise werden Sie Ihre Prädiabetes-Mahlzeit nicht sinnlos sabotieren.
- Wenn Sie gerade beim Essen sind und keinen Hunger mehr haben, halten Sie inne und warten Sie ein paar Minuten ab. Wenn Sie danach noch immer keinen Hunger mehr haben, hören Sie auf zu essen.

50. Essen Sie keine großen Mengen

Eine großer Behälter Lebensmittel wie ein Sack voll Nüsse oder ein Familienbecher Frozen Joghurt ist eine offene Einladung zur Völlerei und wird zu Spitzenwerten von Blutzucker und Gewicht führen. Selbst wenn Sie in Ihrer Küche einen Vorrat an gesundem Essen anlegen, müssen Sie sich immer noch der Portionen bewusst sein, um sich an Ihr Kalorienziel zu halten.

So bleiben Sie am Ball

- Vermeiden Sie es, direkt aus dem Behälter zu essen, sondern nehmen Sie sich stattdessen eine Portion heraus, füllen Sie sie in eine Schüssel und essen Sie sie am Tisch.
- Verwenden Sie Messbecher, Messlöffel und Waagen, um Ihre Portion zu ermitteln. Obendrein ist es hilfreich, Snacks und Mahlzeiten in Frischhaltebeuteln oder wiederverwendbaren Vorratsbehältern vorportioniert zu haben, sodass Sie nur noch zugreifen und anfangen müssen.
- Hüten Sie sich davor, Mahlzeiten in riesigen Familienschüsseln zu servieren, die auf dem Tisch stehen bleiben und zu wiederholter Selbstbedienung ermutigen. Nehmen Sie sich stattdessen eine Portion auf den Teller, bevor Sie sich an den Tisch setzen. Wenn Sie Ihre Lebensmittel vorzeitig vorproportionieren, gehen Sie sicher, dass Sie sich nicht zu viel auf den Teller laden.

51. Starten Sie mit einem gesunden Frühstück in den Tag

Studien haben gezeigt, dass ein regelmäßiges Frühstück das Abnehmen unterstützt. Nehmen Sie sich Zeit für das Frühstück am Morgen, damit Sie Körper und Geist mit Nahrung versorgen und möglichen übermäßigen Hunger stillen. Denn sonst könnten Sie sich beim Mittagessen zu viel auf den Teller schaufeln. Gönnen Sie sich ein wenig Zeit, um mit gesundem Essen gut in den Tag zu starten.

So bleiben Sie am Ball

- Nehmen Sie ballaststoffreiche und kohlenhydrathaltige Lebensmittel mit etwas zusätzlichem Protein zu sich, um Ihren Blutzucker zu stabilisieren und um sich satt zu fühlen. Eine schnelle Option für unterwegs wäre zum Beispiel eine Scheibe Toast oder eine Vollkornwaffel mit zwei Esslöffeln Erdnussbutter, 180 Gramm fettarmer Griechischer Joghurt oder Hüttenkäse mit 80 Gramm Beeren oder Bananenscheiben oder ein Stück Fadenkäse (Filata) mit einem Stück Obst.
- Falls Sie mehr Zeit haben, sich eine Morgenmahlzeit zuzubereiten, machen Sie sich ein Eiweißomelett oder eines aus nur einem Ei, ergänzt durch geriebenen fettarmen Käse und gewürfeltes Gemüse. Dazu eine Scheibe Toast oder ein Stück Obst. Oder probieren Sie 125 Gramm Haferbrei mit 35 Gramm gehackten Nüssen.

52. Trinken Sie vor jeder Mahlzeit ein großes Glas Wasser

Vor dem Essen etwas zu trinken, hat sich als wirksame Gewichtsverlusttechnik erwiesen. Eine aktuelle, an der University of Birmingham durchgeführte Studie verglich zwei Personengruppen. In der einen Gruppe tranken die Teilnehmer eine halbe Stunde vor dem Essen einen halben Liter Wasser. Innerhalb von zwölf Wochen nahmen sie drei Pfund mehr ab als die Kontrollgruppe, die vor den Mahlzeiten kein Wasser trank. Solange Sie sich nicht wegen bestimmter gesundheitlicher Beschwerden bei der Flüssigkeitszufuhr beschränken müssen, kann ein zusätzliches Glas kalorienfreies Wasser vor den Mahlzeiten nicht schaden.

So bleiben Sie am Ball

- Nehmen Sie vor jeder Mahlzeit ein wenig Wasser zu sich. Fangen Sie mit einem Glas Wasser an, bevor Sie das Essen zubereiten, sodass Sie Ihre Flüssigkeit bereits zu sich genommen haben und es nicht vergessen, wenn Sie anfangen zu naschen.
- Wenn Sie außer Haus essen, bitten Sie vor dem Bestellen um ein Glas Wasser, sodass Sie trinken können, bevor Ihr Essen serviert wird.

53. Machen Sie Ihre Hausaufgaben, bevor Sie auswärts essen

Lassen Sie nicht zu, dass ein Restaurantbesuch Ihren Prädiabetes-Speiseplan sabotiert. Mit ein wenig Vorbereitung können Sie ausgehen und Spaß haben – und trotzdem Ihren Zielen treu bleiben. Bereiten Sie sich auf einen Restaurantbesuch vor und nehmen Sie das Menü im Voraus unter die Lupe.

So bleiben Sie am Ball

- Prüfen Sie unterschiedliche Menüs, bevor Sie das Restaurant überhaupt betreten. Die meisten Lokale posten Ihre Speisekarte online (manche fügen sogar die Nährwertinformationen hinzu), sodass Sie sich Zeit nehmen können, Ihre Wahl zu treffen.
- Wenn das Restaurant keine Online-Informationen bereitstellt, rufen Sie vorher an und stellen Sie Fragen zur Speisekarte. Auf diese Weise werden Sie keine übereilte Wahl treffen, die die Einhaltung Ihres Speiseplans gefährdet.
- Besprechen Sie die Speisekarte Ihres Lieblingsrestaurants mit Ihrem Ernährungsberater. Sie werden ein paar gute Vorschläge hören, was Sie im Rahmen Ihres Speiseplans bestellen können. Schauen Sie sich ein paar hilfreiche Vorschläge für Restaurantbesuche in Anhang B an.

54. Lassen Sie sich helfen

Manchmal fällt es schwer, um Hilfe zu bitten. Beschreiten sie den Weg zum Abnehmen nicht allein. Machen Sie es sich stattdessen zur Gewohnheit, Menschen, die Sie kennen, um Hilfe zu bitten, wenn Sie sie brauchen. Lassen Sie Ihre Familie, Freunde und Kollegen wissen, dass Sie versuchen abzunehmen und Ihren Prädiabetes unter Kontrolle zu bekommen. So können Ihre Mitmenschen Sie in Ihren Anstrengungen bestärken und unterstützen. Wenden Sie sich an sie, wenn Sie verleitet sind, vom Weg abzukommen oder einen Rückfall erlitten haben. Sprechen Sie darüber und kommen Sie wieder auf Kurs. Ihre Priorität sollte es sein, frühzeitig zu erkennen, wenn Sie sich überfordert fühlen. Die Warnsignale sind bei jedem andere. Vielleicht trainieren Sie nicht mehr so viel wie zuvor, vielleicht werden sie etwas zu lasch mit Ihrer Diät, vielleicht fühlen Sie sich benachteiligt und isoliert. Dann ist es höchste Zeit, darüber zu sprechen und sich von Ihrem Unterstützungsnetzwerk Zuspruch zu holen.

So bleiben Sie am Ball

- Holen Sie Ihre Freunde, Familie und Kollegen an Bord und weihen Sie sie in Ihren Speiseplan ein, sodass sie daran denken, keine kulinarischen Versuchungen in Ihrer Nähe zu platzieren oder in Ihre Küche mitzubringen.
- Ziehen Sie eine lokale Selbsthilfegruppe in Erwägung, in der Sie Menschen kennenlernen, die eine ähnliche Situation durchmachen.
- Nehmen Sie Kontakt zu Ihrem Ärzteteam auf, wenn Sie professionellen Rat oder Hilfe während des Vorgangs benötigen, denn auch ihnen liegt viel daran, dass Sie erfolgreich sind.

55. Feiern Sie Ihre Erfolge: aber gesund!

Wenn Sie auf dem richtigen Weg sind, Ihre Ziele zu verwirklichen und abzunehmen, sollten Sie Ihren Erfolg auch anerkennen und feiern. Planen Sie, sich selbst in regelmäßigen Abständen zu belohnen, allerdings möglichst nicht mit Essen: Dies würde alle Ihre Anstrengungen, das Essen unter Kontrolle zu behalten, zunichtemachen und langfristig gesehen zu überschüssigen Kalorien führen.

So bleiben Sie am Ball

- Versuchen Sie es mit Genüssen, die nichts mit Essen zu tun haben wie zum Beispiel mit einer Massage, einem neuen Kleidungsstück, einem Haarschnitt, einem neuen Buch oder einem Ausflug mit Freunden oder der Familie.
- Vergessen Sie nicht, sich eine Auszeit zu nehmen, um sich auf die Schulter zu klopfen, wenn Sie einen Erfolg erringen. Seien Sie dankbar und glücklich über Ihren Fortschritt und nutzen Sie dies als positive Motivation, auch weiterhin abzunehmen und den Blutzucker in den Griff zu bekommen. Wenn Sie sich wohlfühlen, feiern Sie Ihre Erfolge mit anderen oder reden Sie in den sozialen Medien über ihre gesunden Gewohnheiten. Das kann zu weiterem Zuspruch führen, und vielleicht inspirieren Sie sogar andere Menschen!

56. Mehr Ballaststoffe in gesunden Mengen auf Ihrem Teller

Zur Kontrolle des Blutzuckers und des Gewichts sollten Sie größere Portionen ballaststoffreicherer und kalorienärmerer Kost zu sich nehmen. Gemüse und Vollkorn-Stärkearten helfen Ihnen, satt zu werden – ohne überschüssige Kalorien, Fett und Zucker. Außerdem enthalten sie zahlreiche wichtige Nährstoffe für Ihren Körper.

So bleiben Sie am Ball

- Das Beste, was Sie tun können: Füllen Sie stets die Hälfte Ihres Tellers mit nicht stärkehaltigem Gemüse. Essen Sie bei Ihren Mahlzeiten eine doppelte Portion verschiedene gekochte Gemüse oder einen Salat und ein gekochtes Gemüse. Füllen Sie eine Bouillon mit verschiedenen, nicht stärkehaltigen Gemüsen auf, um Geschmack und Ballaststoffe hinzuzufügen.
- Nehmen Sie Stärke nur in kleinen Portionen zu sich (ein Viertel Ihres Tellers) und entscheiden Sie sich für ballaststoffreiche Kost wie Vollkornnudeln, Quinoa, Naturreis, Bohnen und Linsen, Butternusskürbis, Erbsen oder Süßkartoffeln mit Schale.
- Füllen Sie drei Viertel Ihres Tellers mit ballaststoffreichem Essen (die Hälfte des Tellers mit Gemüse, ein Viertel mit ballaststoffreicher Stärke).

57. Meiden Sie Abnehmpillen

Es ist vielleicht verführerisch, den neuesten Schrei im Bioladen oder online zu kaufen, der einen schnellen und mühelosen Gewichtsverlust verspricht – aber lassen Sie es. Die Wirksamkeit der meisten Abnehmpillen ist wissenschaftlich nicht erwiesen, sie sind nicht von den Gesundheitsbehörden zugelassen und können Inhaltsstoffe haben, die mit Medikamenten, die Sie nehmen, in Wechselwirkung treten und Ihrem Körper Schaden zufügen.

So bleiben Sie am Ball

- Für manche Diäten mag ein seriöser Vitamin- und Mineralstoffzusatz in Frage kommen. Sie sollten daher Ihr Ärzteteam fragen, ob so ein Zusatz erforderlich ist.
- Beraten Sie sich immer mit Ihrem Arzt oder Ernährungsberater, bevor Sie irgendeine Art von Ergänzungsmittel nehmen.
- Lassen Sie die Abnehmpillen weg und verändern Sie lieber langfristig Ihren Lebensstil. So wirken Sie Ihrem Prädiabetes am effektivsten entgegen.

58. Reisen Sie sicher und vorbereitet

Ihre Reise sollte nicht dazu führen, dass Sie die Kontrolle über Gewicht und Blutzucker verlieren. Machen Sie Ihren Reiseplan unter Berücksichtigung Ihrer Gesundheit. Denken Sie daran, dass Sie durch Vorausplanung immer noch Ihren Trip genießen können, aber auch die Kontrolle über Ihren Prädiabetes bewahren, indem Sie ihre wichtigen Kost- und Trainingsziele beibehalten.

So bleiben Sie am Ball

- Nehmen Sie auf Ihrem Trip Ihre eigenen gesunden Snacks mit (wie etwa Baby-Möhren, Nüsse und Obst), trinken Sie viel Wasser und verschaffen Sie sich so oft wie möglich Bewegung.
- Versuchen Sie, in Wellness-Hotels zu übernachten, die in ihren Restaurants gesundes Essen anbieten, einen Minikühlschrank haben, wo Sie Ihre eigenen gesunden Snacks und Ihr Wasser aufbewahren können und zu denen eine Sporthalle oder ein Wanderweg gehören, sodass Sie trainieren können. Wenn Sie sich außerhalb der Stadt aufhalten, versuchen Sie, möglichst viel zu gehen, statt schnell in einen Mietwagen zu steigen oder den öffentlichen Nahverkehr zu benutzen.

59. Würzen Sie Ihr Essen

Wenn Sie Ihr Essen würzen, vor allem mit Chilischoten, kann das zum Abnehmen beitragen. Es gibt einige vielversprechende Studien, die zeigen, dass Capsaicin, eine in Chilischoten enthaltene Verbindung, den Stoffwechsel, die Insulinempfindlichkeit und den Gewichtsverlust anregt. Der Beweis ist noch nicht ganz erbracht, aber ungeachtet seiner Wirkung auf den Stoffwechsel kann das Würzen Ihren Speisen Aroma ohne Kalorien hinzufügen. Das macht Ihre Mahlzeiten wohlschmeckender und befriedigender.

So bleiben Sie am Ball

- Fügen Sie Chili zu Gerichten wie Gemüsepfannen und Salsas hinzu.
- Streuen Sie Chili auf frisches Obst, um eine süße und würzige Leckerei zu genießen.
- Sie mögen es nicht scharf? Es gibt eine Menge anderer Aromen, die nicht scharf sind; etwa Ingwer, Knoblauch, Basilikum, Thymian und Rosmarin, um nur einige zu nennen. Mit Gewürzen und Kräutern können Sie Ihrem Essen Geschmack geben, ohne Kalorien einsetzen zu müssen!

60. Essen Sie von einem kleineren Teller

Die Benutzung eines kleineren Tellers oder einer kleineren Schüssel zum Essen ist eine einfache Variante der Portionskontrolle, die tatsächlich hilft, Ihr Gewicht und Ihren Blutzucker im Auge zu behalten. Wählen Sie einen Teller oder eine Schüssel mit der richtigen Größe, um eine für Sie vorteilhafte Portion zu bekommen.

So bleiben Sie am Ball

- Nehmen Sie kleinere Teller oder Schüsseln, damit Sie sich keine zu großen Portionen aufladen. Dabei kommt ein hilfreicher Trick ins Spiel, der Ihre Wahrnehmung so verändert, dass Sie glauben, mehr zu essen. Im umgekehrten Fall sollten Sie es vermeiden, einen zu großen Teller oder eine zu große Schüssel zu nehmen. Dadurch werden Sie ermutigt, sich zu viel aufzuladen, oder Ihr perfekt portioniertes Essen sieht etwas mickrig aus.
- Wenn Sie noch einen Schritt weitergehen möchten, benutzen Sie einen der inzwischen beliebten Portionsteller mit Unterteilungen. So können Sie mühelos Ihre Stärke, Proteine und Gemüse vorportionieren, ohne wiegen und messen zu müssen.

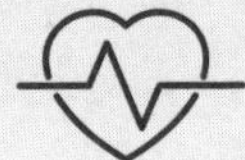 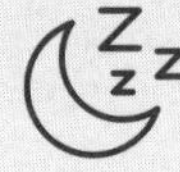  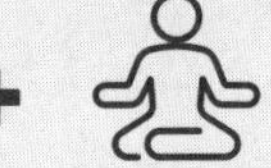

Kapitel 7

Weniger Stress, mehr Schlaf und mehr Liebe

INZWISCHEN WISSEN SIE, dass richtiges Essen, körperliche Betätigung und praktische Verhaltensänderung wichtige Schritte sind, um Ihren Prädiabetes zu behandeln und Ihre allgemeine Gesundheit zu verbessern. Sie sollten aber noch ein paar zusätzliche Faktoren berücksichtigen, um mit Ihrer Diagnose umzugehen und einen erfolgreichen Therapieplan zu formulieren, der Ihre ganze Person mit einbezieht. Weniger Stress und Stimmungsschwankungen, ausreichend Ruhe und qualitativ guter Schlaf, mehr wertvolle Zeit mit anderen Menschen: All das kann ebenfalls äußerst gewinnbringend und unterstützend sein und sich positiv auf Ihre Blutzuckerkontrolle, Ihr Gewicht und Ihre allgemeine Gesundheit auswirken.

Mit der Diagnose Prädiabetes konfrontiert zu werden, kann erhebliche emotionale Auswirkungen haben. Dies betrifft nicht nur Sie, sondern jeden, der mit Ihnen zusammenlebt und sich Sorgen um Sie macht. Wenn Sie gut auf sich achtgeben und mit Ihren Gefühlen umgehen können, wirksame Bewältigungstechniken erlernen und Ihren Weg mit anderen teilen, dann können Sie und die Menschen in Ihrem Umfeld ein besseres und glücklicheres Leben führen.

Stressbewältigung: Warum ist das so wichtig?

Stress ist unangenehm, da er sowohl vom Körper als auch vom Geist Tribut fordern kann. Es gibt zwei Arten von Stress: körperlichen und psychischen. Körperlicher Stress tritt auf, wenn der Körper erheblichen Anforderungen ausgesetzt ist, etwa wenn er eine Krankheit oder eine zu starke körperliche Aktivität bewältigen oder sich von einem chirurgischen Eingriff erholen muss. Körperlicher Stress hat eventuell das Potenzial, den Blutzuckerspiegel zu erhöhen und andere Körpersysteme wie das Herz zu belasten. Psychischer Stress entsteht in Ihrem Kopf – übertriebenes Grübeln zum Beispiel. Außerdem kann er sich verheerend auf unsere Körpersysteme auswirken, insbesondere wenn der Stress chronisch und langfristig ist.

Wenn Sie mit einer körperlich oder psychologisch anstrengenden Situation konfrontiert sind, leitet Ihr Körper einen komplizierten Vorgang hormoneller Ausschüttung und Reaktion ein. Die Nebennieren setzen Cortisol frei – das Hormon, das hauptsächlich für unsere Kampf-oder-Flucht-Reaktion in potenziell gefährlichen Situationen verantwortlich ist. Cortisol signalisiert der Leber, mit der Produktion von Glukose zu beginnen, die dem Gehirn und dem zentralen Nervensystem zusätzliche Energie verschafft, während sie dem Fett- und Muskelgewebe die Nachricht übermittelt, ihre Absorption zu verlangsamen. Gleichzeitig verursacht das Hormon die Ausschüttung von Fettsäuren aus den Fettgeweben, die als muskulärer Brennstoff benötigt werden, und erhöht Ihren Blutdruck. Außerdem bewirkt Stress, dass die Nebennieren Adrenalin ausschütten, das Hormon, das den Schub der Kampf-oder-Flucht-Reaktion auslöst. Hohe Werte zirkulierenden Cortisols und Adrenalins fördern neben dem Hochschießen der Blutzuckerwerte auch die Insulinresistenz.

Da Stress den Blutdruck und die Glukosewerte erhöht, ist er offensichtlich nicht gut für Ihren Prädiabetes und für Ihre allgemeine Gesundheit. Stress belastet nicht nur unmittelbar Körper und Blutzuckerspiegel, sondern kann auch indirekt problematisch werden, weil er Sie davon ablenkt, gut auf sich achtzugeben. Das ist gefährlich, weil es Sie womöglich davon abbringt, Ihren Prädiabetes zu kontrollieren – Sie sind ja mit anderen Problemen beschäftigt. Außerdem kann Stress zu ungesunden Bewältigungsmechanismen führen wie etwa zum Überessen und zum Genuss von Alkohol.

Verursacht Stress Diabetes?

Es gibt gewisse Hinweise darauf, dass extremer chronischer Stress womöglich tatsächlich Typ-2-Diabetes verursachen oder dafür anfällig machen kann. Allerdings ist Stress auch mit abdominaler Adipositas oder viszeraler Adipositas in Verbindung gebracht worden – wir haben bereits über den apfelförmigen Bauch gesprochen. Es ist daher unklar, ob Stress einen Rettungsring verursacht und dieser Rettungsring Typ-2 auslöst, oder ob die Verbindung eine viel direktere ist.

Stress erkennen und bewältigen

Seien wir ehrlich: Stress wird uns in jedem Fall ein Leben lang begleiten. Ob es um kurzfristige und geringfügige Probleme geht wie im Stau zu stehen oder einen verlorenen Wohnungsschlüssel, oder um etwas Größeres und Langfristgeres wie zum Beispiel Spannungen in Beziehungen und berufliche Probleme: Sie müssen sich mit Ihren Stressfaktoren arrangieren und auf kluge Weise damit umgehen. Jeder reagiert anders auf Stress, sodass Bewältigungsmechanismen dem einen leichter fallen als jemand anderem. Zu erkennen und sich bewusst zu werden, wann man gestresst ist, ist eines der ersten Dinge, die Sie tun können, um sich selbst zu helfen. Hier sind einige Anzeichen und Symptome, die sich in Ihrem Körper als Reaktionen auf Stress manifestieren:

- **Körperlich:** Müdigkeit, Schlaflosigkeit, Muskelschmerzen, Herzrasen, Hitzewallungen, Schwitzen, Verdauungsstörungen, Magenverstimmung, erhöhter oder verminderter Appetit, häufige Erkältungen und Krankheiten, trockener Mund
- **Psychisch:** Angst, Gedankenflucht, Vergesslichkeit, Konzentrationsschwierigkeiten, Nervosität, das Gefühl, besorgt, verängstigt, frustriert, traurig, ungeduldig, gereizt zu sein

Zu den geläufigen negativen Verhaltensreaktionen auf Stress gehören: Überessen, Alkohol- oder Drogenkonsum, sich isolieren, Gefühlsausbrüche, Auf- und Abgehen und nervöse Angewohnheiten wie Nägelkauen. Wenn Sie in der Lage sind, sich Ihren Stress bewusst zu machen, sollten Sie dringend effektive Bewältigungsstrategien finden.

Werden Sie aktiv und Herr der Lage

Studien haben gezeigt, dass Programme für Stressbewältigung äußerst wirksam sein können, wenn das seelische Wohlbefinden und die Blutzuckerkontrolle sich verbessern sollen. Eine in *Diabetes Care* veröffentlichte Untersuchung der Duke University kam zu dem Ergebnis, dass nur fünf Sitzungen eines Stressbewältigungstrainings die HbA1c-Werte um durchschnittlich einen halben Prozentpunkt verringerten.

Zur Duke-Studie gehörten eine Stresstrainingskur gestaffelter und vom Tonband angeleiteter Muskelentspannung, eine kognitive Verhaltenstherapie (einschließlich angeleitetem Visualisieren und Tiefenatmungsübungen) und eine Schulung über die Mechanismen und gesundheitlichen Konsequenzen von Stress.

Neben der angeleiteten Entspannung, der Verhaltensschulung und der in dieser Untersuchung vorgeschlagenen Therapie gibt es noch andere hilfreiche Stressbewältigungstechniken wie zum Beispiel Yoga, Musik- oder Kunsttherapie und Tagebuchschreiben. Alles, was Sie beruhigt und Ihnen erlaubt, sich zu entspannen und locker zu werden, ist eine gute Stressbewältigungsstrategie. Reden Sie mit jemandem. Statt es für sich zu behalten und allein damit fertig zu werden, treten Sie in Kontakt mit Ihrer Familie, Ihren Freunden und Kollegen. Sprechen Sie über Ihre Probleme – das kann Sie sehr entlasten. Und vergessen Sie nicht, sich Hilfe von Ihrem Ärzteteam und einem qualifizierten Therapeuten zu holen, wenn Sie überfordert sind und Schwierigkeiten haben, die Lage zu meistern.

Die Gefahren der Leugnung

Viele Menschen ziehen es vor, Ihren Prädiabetes einfach zu ignorieren und leben weiter, als existierte er nicht. Das Problem bei diesem Ansatz der (Nicht-) Bewältigung sind die langfristigen Konsequenzen des unkontrollierten Blutzuckers und des Gewichts. Wenn Sie sich schließlich die Verleugnung eingestehen und bereit sind, Ihren Prädiabetes behandeln zu lassen, könnten bereits ernsthafte Komplikationen aufgetreten sein. Manche neuerlich diagnostizierte Patienten geben Ihre Leugnungsgefühle zu. Ein solches Eingeständnis ist ein gutes Zeichen dafür, im Hinterkopf erkannt zu haben, dass man jetzt etwas tun muss. Solange Sie gewillt sind, den Anordnungen Ihres Arztes bis auf Weiteres Folge zu leisten, ist Leugnung, selbst wenn Sie das Leiden noch nicht vollständig akzeptiert haben, ein ganz normaler Teil des Vorgangs.

Bis Sie die Krankheit akzeptiert haben, liegt ein langer steiniger Weg vor Ihnen. Manche Leute brauchen die Hilfe eines Therapeuten oder Beraters, um dorthin zu gelangen. Ein Gesundheitspsychologe, der eine Spezialausbildung in den komplizierten psychologischen, biologischen und sozialen Beziehungen zwischen körperlicher Krankheit und geistiger Gesundheit hat, kann Ihnen womöglich helfen, alle möglichen Schwierigkeiten zu überschauen und zu bewältigen.

Schuldgefühle

Es ist vielleicht nicht vernünftig, aber nicht ungewöhnlich, sich schuldig zu fühlen, weil man Prädiabetes hat. Aber jetzt, da Sie wissen, dass es normal ist, wird es Zeit voranzuschreiten. Sie sind weder vollständig für Ihren Prädiabetes verantwortlich, noch sollten Sie sich für Ihre Diagnose schämen. Erkennen Sie, dass Ihr Erbgut und/oder Umweltfaktoren Sie dafür anfällig gemacht haben. Versuchen Sie, die Diagnose als positiven Weckruf aufzufassen und mit einer gesunden Ernährung und regelmäßiger körperlicher Betätigung anzufangen. Das ist der richtige Weg, lebenslange Veränderungen zum Besseren einzuleiten.

Ein paar Worte über Depression

Bis zu 30 Prozent der Diabetiker leiden auch an Depressionssymptomen und werden mit doppelter Wahrscheinlichkeit eher klinisch depressiv als Personen ohne Diabetes. Manche Studien haben außerdem einen mittleren Anstieg der Depressionshäufigkeit bei Personen mit Prädiabetes festgestellt. Gelegentliche Traurigkeit, Angst und Ungewissheit sind bei Prädiabetes normal. Doch wenn diese Beschwerden Ihre alltägliche Lebensfreude trüben und eine vernünftige Selbstpflege stören, könnte etwas Ernsteres als nur eine vorübergehende emotionale Verstimmtheit vorliegen. Eine Depression lässt sich mit einer

Therapie und/oder mit Antidepressiva behandeln, sodass es keinen Grund gibt, unnötig zu leiden. Hier sind ein paar weitere Punkte, die Ihnen helfen könnten, mit einer Depression umzugehen:

- *Wissen ist Macht.* Angst vor dem Ungewissen kann Ihre Depression nähren. Falls Sie es nicht bereits getan haben, sollten Sie sich über Ihren Gesundheitszustand kundig machen.
- *Nehmen Sie Hilfe in Anspruch.* Stützen Sie sich auf die Erfahrung und den emotionalen Trost Ihrer Familie, Freunde, Religionsgemeinschaft. Vertrauen Sie sich Ihrem Ärzteteam und anderen Menschen an, die Prädiabetes oder Diabetes haben.
- *Sie müssen nicht perfekt sein.* Belohnen Sie sich für Ihre Erfolge, egal ob groß oder klein. Versuchen Sie, gelegentliches Straucheln als Lernerfahrung statt als Fehlschlag zu betrachten.
- *Bleiben Sie in Bewegung.* Verpflichten Sie sich, täglich einen flotten Gang zu machen. Körperliche Betätigung erhöht Ihren Endorphinpegel und ist ein natürlicher Stimmungsaufheller.

Erkennen Sie die Anzeichen der Depression

Häufige Anzeichen einer depressiven Störung sind Gewichtsverlust, Schlaflosigkeit oder Schlafsucht, Reizbarkeit oder Unruhe, Müdigkeit, Schuldgefühle, das Gefühl von Wertlosigkeit, die Unfähigkeit, sich zu konzentrieren sowie wiederkehrende Gedanken an Tod und Suizid.

Schlaf: Warum ist er so wichtig?

Die Bedeutung eines guten Nachtschlafs sollte nie unterschätzt werden. Er kann den entscheidenden Unterschied für Ihre körperliche und geistige Gesundheit ausmachen. Angemessene Qualität und

Dauer des Schlafes sind unerlässlich, um einige wichtige Vorgänge im Körper aufrechtzuerhalten: zum Beispiel die Freisetzung von Hormonen, die Steuerung des Stoffwechsels, die Kontrolle von Appetit und Gewicht sowie die Aufrechterhaltung eines funktionierenden Immunsystems und einwandfreier Gehirnfunktionen. Kein Wunder, dass Schlafmangel vielfältige Probleme nach sich ziehen kann, etwa:

- erhöhtes Risiko für Herz-Kreislauf-Erkrankungen, Nierenkrankheiten, Adipositas
- Anfälligkeit für Infektionen wie Erkältungen
- Emotionale und verhaltensbezogene Probleme wie zunehmender Stress, geringere kognitive Funktion (reduzierte Lern- und Konzentrationsfähigkeit) und Depression
- Mangel an Sicherheit, d.h. mehr Unfälle und Fehler und Probleme mit der Urteilsfähigkeit

Außerdem haben viele Studien ergeben, dass schlechte Schlafqualität und zu wenig Schlaf mit Prädiabetes, Diabetes und dem metabolischem Syndrom einhergehen. Schlaf spielt eine wichtige Rolle, wenn das Hormonsystem funktionieren soll, insbesondere bei der Steuerung des Glukosestoffwechsels. Unzureichender Schlaf kann zu Insulinresistenz führen. Der Schlaf-Wach-Rhythmus und die Länge der Schlafzeit haben viel mit der Kontrolle der Glukosetoleranz und der Insulinsekretion zu tun. Unzureichender Schlaf kann obendrein die Hormonspiegel verändern, die den Appetit regulieren, was zu übermäßigem Lebensmittelverzehr und folglich zu Adipositas führt.

Wie viel Schlaf brauchen Sie wirklich?

Die Menge an Schlaf, die Ihr Körper braucht, schwankt mit dem Alter. Nach Auskunft des Expertengremiums der National Sleep Foundation (NSF) sind folgende Angaben die empfohlenen Schlafperioden pro Nacht für unterschiedliche Altersgruppen im Lauf eines Lebens:

- Neugeborene (0–3 Monate): 14–17 Stunden
- Säuglinge (4–11 Monate): 12–15 Stunden
- Kleinkinder (1–2 Jahre): 11–13 Stunden
- Vorschüler (3–5 Jahre): 10–13 Stunden
- Schulkinder (6–13 Jahre): 9–11 Stunden
- Jugendliche (14–17 Jahre): 8–10 Stunden
- Heranwachsende/Erwachsene (18–25 Jahre/26–64 Jahre): 7–8 Stunden
- Ältere Erwachsene (65 Jahre oder älter): 7–8 Stunden

Was bedeutet Schlafqualität?

Es ist nicht allein die Menge an Schlaf, die wichtig ist, auch auf die Qualität Ihres Schlafes kommt es an. Der jüngste Bericht der NSF von 2017 listete die Kennziffern eines Schlafes von hoher Qualität wie folgt auf:

- den größten Teil der Zeit, die Sie im Bett sind, zu schlafen (mindestens 85 Prozent der Gesamtzeit)
- in dreißig Minuten oder weniger einzuschlafen
- nicht mehr als einmal pro Nacht aufzuwachen
- zwanzig Minuten lang oder weniger wach zu sein, nachdem man ursprünglich eingeschlafen ist

Warum bekommen wir nicht genug Schlaf?

In den letzten Jahrzehnten haben sich die menschlichen Schlafgewohnheiten enorm gewandelt. Etliche Untersuchungen legen nahe, dass wir potenziell weniger Stunden schlafen als in früheren Zeiten. Der moderne Lebenswandel – gekennzeichnet durch Besessenheit von elektronischen Geräten, längere Arbeitszeiten, Nachtschichtarbeit, längere Wachzustände und Tage, die vollgestopft sind mit Aktivitäten – stellt eine riesige Herausforderung dar, wenn es darum geht, genügend Schlaf zu bekommen.

Schlafmangel

Laut der jüngsten Studie der Zentren für Krankheitskontrolle und Prävention (CDC), dem *Morbidity and Mortality Weekly Report* (Wöchentlicher Bericht über Krankheitsziffern und Sterblichkeit), bekommt ein Drittel der erwachsenen Amerikaner regelmäßig nicht genügend Schlaf.

Tatsache ist, dass für die meisten von uns Schlaf keine Priorität hat. Die Möglichkeiten für gute Ruhephasen sind da, wenn wir sie wahrnehmen. Für manche jedoch sind Schlafstörungen ein großes Problem, zum Beispiel beim Einschlafen und bei der Schlafqualität.

Schlaflosigkeit

Bis zu 10 Prozent der erwachsenen Amerikaner leiden an chronischer Schlaflosigkeit,[6] einer geläufigen Schlafstörung, die mit folgenden Symptomen einhergeht: Schwierigkeiten beim Ein – und Weiterschlafen, vorzeitiges Aufwachen, Müdigkeit am Tag. Es gibt viele Ursachen für Schlaflosigkeit, die von Erkrankungen und Nebeneffekten von Medikamenten bis zu psychischen Problemen wie Stress und Angst reichen. Forscher ziehen auch das Altern in Erwägung. Ebenfalls in Frage kommen geschlechtsspezifische Beobachtungen (Frauen leiden eher unter Schlaflosigkeit als Männer) sowie der Gebrauch von Stimu-

6 In den Deutschland schätzt man die Zahl auf etwa 6 %. Vgl.: https://www.patienten-information.de/kurzinformationen/gesundheit-allgemein/insomnie

lanzien wie Koffein, Alkohol oder Nikotin. Weitere Ursachen sind Veränderungen im Terminplan aufgrund von Schichtarbeit und Reisen.

Was ist Obstruktive Schlafapnoe?

Obstruktive Schlafapnoe (OSA) ist eine geläufige Schlafstörung, die bei ungefähr 37 Prozent der Bevölkerung auftritt. Personen mit OSA erleben wiederholt Blockaden des Atemwegs während des Schlafes, wobei es manchmal zu Atemaussetzern kommt. Zu den üblichen Ursachen gehören die körperliche Konstitution einer Person wie zum Beispiel große Mandeln oder Erkrankungen wie Adipositas und neuromuskuläre Störungen. OSA kann zu beeinträchtigter Glukosetoleranz und/oder Insulinempfindlichkeit führen, sodass diese Erkrankung unter Patienten mit Prädiabetes und Diabetes häufiger vorkommt. Menschen mit OSA leiden noch unter anderen Komplikationen. Die Erkrankung wird mit einer Schlafstudie diagnostiziert und am häufigsten sowohl durch die Verwendung von Atmungsvorrichtungen als auch durch Veränderungen des Lebenswandels behandelt.

Wenn Sie Probleme mit chronischer Schlaflosigkeit haben, sollten Sie dies mit Ihrem Ärzteteam besprechen, sodass Sie gemeinsam die Ursachen herausfinden und einen Behandlungsplan aufstellen. Beispielhafte Behandlungen für Schlaflosigkeit sind Veränderungen des Lebenswandels, Verhaltenstherapie, Medikamente und Entspannungstechniken. Wenn Sie glauben, Sie könnten an Schlaflosigkeit oder andern Schlafproblemen leiden, zögern Sie nicht, Hilfe von einem Mediziner anzunehmen. Außerdem könnten Sie sich einige der gesunden Gewohnheiten anschauen, die später in diesem Kapitel beschrieben werden. Einfache Tricks und Veränderungen könnten entscheidend sein, um genügend Qualitätsschlaf zu bekommen, der ein wesentlicher Bestandteil Ihrer Prädiabetestherapie ist.

Soziale Unterstützung: Ein positiver Faktor

Ein stabiles und beständiges soziales Hilfsnetzwerk ist gut für Ihre Gesundheit und ein entscheidender Bestandteil im Umgang mit Ihrem Prädiabetes und dessen erfolgreicher Therapie. Zahlreiche Untersuchungen haben gezeigt, dass Unterstützung von anderen unmittelbare Auswirkungen auf die Gesundheit haben kann, etwa auf die Blutzuckerkontrolle, die Abnehmbemühungen und die Verringerung von Stress und Depression.

Soziale Unterstützung hat viele Formen, die alle auf unterschiedliche Weise nützlich sein können. Es gibt zahlreiche Möglichkeiten sozialer Unterstützung, die zur Therapie von Prädiabetes beitragen können:

- **Emotionale Unterstützung:** Zuneigung, Liebe, Sorge, Empathie, Vertrauensbildung
- **Wertschätzung:** Ermutigung zur Unabhängigkeit und Verstärkung von Selbstpflege und Kenntnissen/Fähigkeiten
- **Unterstützung durch Informationen:** Empfehlungen, Fakten, Ratschläge, Information
- **Konkrete Unterstützung:** sich von anderen bei Aufgaben helfen lassen, finanzielle Hilfe
- **Unterstützung durch ein soziales Netzwerk:** das Gefühl, zu einer Gruppe zu gehören, Kameradschaft und Identifikation

Wie Sie sehen, gibt es zahlreiche Möglichkeiten, Unterstützung von anderen zu bekommen. Versuchen Sie daher, sich deren Zuwendung zu Nutze zu machen. Nehmen Sie Kontakt mit Menschen auf, die Ihnen nahestehen und bei denen sie sich wohlfühlen. Ihr Hilfsnetzwerk kann und sollte Ihre Familie, Freude, Arbeitskollegen, Prädiabetes-Leidensgenossen, und Ihr Ärzteteam mit einbeziehen. Schauen Sie unter Anhang C am Ende dieses Buches nach, um Beispiele und Vorschläge für Hilfsgruppen im Internet zu finden.

Helfen Sie anderen, Ihnen zu helfen

Diesen Abschnitt sollten Sie mit denen teilen, die Sie unterstützen. Um die Vorteile der sozialen Unterstützung in Anspruch zu nehmen, müssen Sie Hilfe von anderen annehmen lernen. Manche Menschen bieten sie womöglich automatisch an, während Sie bei anderen Gelegenheiten wohl fragen und Ihre Bedürfnisse formulieren müssen.

Informationen für Ehepartner, Angehörige und Familienmitglieder

Wenn Ihr Partner oder ein Familienmitglied eine Prädiabetesdiagnose bekommt, sind auch Sie gefordert. Sie können sich informieren und sollten das auch tun. Lesen Sie dieses Buch, um mehr über dieses Leiden und die Behandlungsmöglichkeiten zu erfahren. Wenn Sie die Lebensmitteleinkäufe erledigen und in Ihrem Haushalt das Kochen übernehmen, sollten Sie unbedingt an der Besprechung teilnehmen, die Ihr Partner oder Ihr Familienmitglied mit einem staatlich anerkannten Ernährungsberater verabredet hat. Und falls Ihrem Partner die Arztbesuche unangenehm sind, begleiten Sie ihn auch zu diesen Terminen. Vier Ohren hören immer besser als zwei.

Auch wenn es eine Herausforderung ist, versuchen Sie trotzdem nicht, die Prädiabetes-Polizei zu spielen. Stellen Sie sich vor, wie es wäre, wenn Sie ständig hören müssten:

- »Bist du sicher, dass du das essen kannst?«
- »Glaubst du wirklich, du solltest das haben?«
- »Findest du nicht, du solltest etwas für deine Blutzuckerwerte tun?«

Sprechen Sie offen und ehrlich mit Ihrem Partner oder Familienmitglied darüber, wie Sie helfen können, wenn etwas schief läuft und droht, außer Kontrolle zu geraten. Auf diese Weise wissen Sie im Voraus, wie Sie am wirksamsten Hilfestellung leisten können.

Denen helfen, die sich nicht selbst helfen können

Vielleicht lesen Sie ja dieses Buch, weil Sie mehr an der Prädiabetes-Kontrolle interessiert sind, als es Ihr betroffenes Familienmitglied oder Ihr Lebensgefährte selbst ist. Vielleicht haben sie sich mit deren Diagnose noch nicht arrangiert, sind womöglich deprimiert, entmutigt oder haben die Flinte ins Korn geworfen. Sie können lesen und Erkenntnisse sammeln, bis Sie schwarz werden, und vielleicht liegen Sie Ihrem Familienmitglied oder Partner auch so lange in den Ohren, bis er hier und da ein wenig trainiert oder etwas isst, das seiner Krankheit angemessener ist. Aber Sie können nicht den Diabetes anderer kontrollieren. Und Sie sollten unbedingt eines bedenken: Ihre eigene geistige Gesundheit und Ihr emotionales Wohlbefinden sind genauso wichtig wie das Gefühlsleben Ihrer Angehörigen. Sie können sich zahllose Stunden tiefster Frustration ersparen, wenn Sie genügend Abstand wahren, um zu erkennen, dass sie diejenigen sind, die selbst das Ruder des Prädiabetes-Schiffs in die Hand nehmen müssen.

Verletzen Sie keine Grenzen

Unterstützen Sie Ihre Familienmitglieder oder Ihren Partner, aber vergessen Sie nicht, dass diese sich selbst um ihren Prädiabetes kümmern müssen. Das heißt, Sie sind für sie da, wenn sie Sie um Hilfe bitten, Sie bieten sich als Begleitung zum Arzttermin an. Aber überspannen Sie das Thema nicht – und essen Sie nichts direkt vor ihren Augen, was ihnen verwehrt ist.

Andererseits wollen Sie aber auch nicht zu weit in die andere Richtung gehen und es Ihrem Familienmitglied oder Partner allzu leicht machen, indem Sie sein kontraproduktives Verhalten gutheißen. Wenn Sie die Ausreden akzeptieren, warum er ausgerechnet dieses Stück Kuchen essen musste oder es abnicken, wenn er sagt, er werde erst morgen trainieren, ist das nicht sehr hilfreich. Man spricht dann davon, jemandem »freie Hand zu lassen« – Ehepartner und Familienmitglieder von Alkoholikern tun dies ständig. Werden Sie nicht zum Teil des Problems und erkennen Sie schlechtes Verhalten nicht an.

Die Betreuung von Kindern mit Prädiabetes

Prädiabetes belastet die ganze Familie – außer den Anpassungen des Lebenswandels, mit denen eine Familie konfrontiert ist, muss man sich mit Angst, Schuldgefühlen, Eifersucht, Wut und anderen aufsteigenden Emotionen auseinandersetzen. Sowohl in der Eltern-Kind-Beziehung als auch im Verhältnis zwischen den Geschwistern kann es zu problematischen Herausforderungen kommen. Um diese zu meistern, ist eine Menge Empathie, Disziplin und Flexibilität erforderlich.

Egal ob es ein Elternteil oder ein Kind ist, das Prädiabetes hat: Die ganze Familie kann von Weiterbildungskursen zum Thema Diabetes profitieren. Selbst kleine Kinder können mehr über die Krankheit aus Büchern erfahren, die ihrem Alter angemessen sind. Weiter kann das Engagement der Familie viel dazu beitragen, ein liebevolles und hilfreiches Umfeld zu schaffen, das die Kontrolle erleichtert.

Lieben – nicht überbehüten

Wenn Ihr Kind Prädiabetes hat, sind ihm engere Grenzen gesteckt als anderen Kindern. Das kann Sie als liebendes Elternteil leicht dazu verleiten, es Ihrem Kind leichter als nötig zu machen. Wenn Ihre eigenen Ängste die normale soziale Entwicklung Ihres Kindes beeinträchtigen, ist das aber weder für Sie noch für Ihr Kind gut. Kinder müssen Kinder sein – an sportlichen Aktivitäten teilnehmen, zu Geburtstagspartys gehen, den Tag mit Freunden am Strand verbringen, zum Schulball oder zu Fußballspielen gehen. Folgen Sie dem Motto des Arztberufs, »Schade niemandem«, und wählen Sie den am wenigsten schmerzhaften Weg, wenn Sie Entscheidungen darüber treffen, was Ihr Kind tun darf und was nicht. Berücksichtigen Sie dabei das Alter, das Verantwortungsbewusstsein und das Kompetenzniveau Ihres Kindes bei seinem eigenen Umgang mit Prädiabetes. Wenn Sie nein sagen müssen, erklären Sie Ihrem Kind die Gründe für diese Entscheidung. »Weil ich es so sage« ist keine gute Erklärung und wird nicht dazu beitragen, Ihrem Sohn oder Ihrer Tochter die Grenzen verständlicher zu machen.

Wenn Ihr Kind älter wird und mehr Kontrolle über seine eigene Behandlung übernimmt, könnten Sie das seltsame Gefühl haben, nicht mehr gebraucht zu werden. Denken Sie daran, dass Ihr heranwachsendes Kind gerade seine eigene Identität entwickelt und die Autonomie braucht, um einige Therapieentscheidungen selbst zu treffen und einen größeren Teil des täglichen Vorgehens in die Hand zu nehmen. Aber Sie sollten Ihrem Kind unbedingt als Partner zur Seite stehen, wenn es Seine Probleme in Angriff nimmt.

Auch pflegende Angehörige brauchen Pflege

Auch wenn es mit Erfahrung und Alter leichter wird, ist es emotional aufreibend, Tag für Tag über Ihr Kind zu wachen. Treffen Sie Vorkehrungen und suchen Sie jemand anderen, der sich mindestens einmal im Monat um Ihr Kind kümmert, sodass Sie aus den eigenen vier Wänden herauskommen und Spaß haben können. Vielleicht gibt es ja eine Selbsthilfegruppe für Eltern von Kindern mit gesundheitlichen Problemen in Ihrer Gegend, die Ihnen Rückversicherung geben und auch einmal Trost spenden kann.

Selbsthilfegruppen: Wir stehen das gemeinsam durch

Selbsthilfegruppen sind eine Ressource von unschätzbarem Wert für Erwachsene mit Prädiabetes, Diabetes und Gewichtsproblemen. Eine Selbsthilfegruppe bietet Patienten die Chance, Behandlungsnotizen miteinander zu vergleichen, über emotionale Probleme beim Leben mit den Beschwerden zu sprechen und ihrem Ärger über das Gesundheitssystem Luft zu machen. Abgesehen davon, dass Sie Ihr Wissen bereichern und Kameradschaftsgeist pflegen, ist eine Selbsthilfegruppe ein gutes Ventil, um Stress abzulassen.

Die Macht der Liebe?

Kann eine gesunde Dosis Liebe tatsächlich ein Heilmittel für Prädiabetes sein? Die Antwort lautet ziemlich sicher: ja. Aktuelle Studien haben erwiesen, dass Oxytocin, das häufig als »Liebeshormon« bezeichnet wird, die Gesundheit bei Prädiabetes, Diabetes und beim metabolischen Syndrom verbessern kann, indem es die Insulinresistenz verringert, die Glukosetoleranz verbessert und das Abnehmen erleichtert. Nach wohltuendem körperlichen Kontakt wie einer Umarmung, Massage, nach Geschlechtsverkehr und Stillen steigen die Oxytocinwerte an. In dieser Richtung wird weiter geforscht, um den Einsatz synthetischen Oxytocins zu untersuchen, aber vorläufig ist der zwischenmenschliche Kontakt mit Angehörigen die beste und natürlichste Quelle.

Im Sprechzimmer Ihres Arztes und/oder im hiesigen Krankenhaus können Sie sich gut über existierende Selbsthilfegruppen informieren. Wenn Sie feststellen, dass es in Ihrer Gemeinde keine gibt, fragen Sie Ihren Arzt, Ernährungsberater oder Verhaltenstherapeuten über das potenzielle Interesse an einer solchen Gruppe unter anderen Patienten. Vielleicht gelingt es Ihnen ja, selbst eine zu gründen. Außerdem gibt es online viele Gruppen für Diabetiker und Personen mit zahlreichen anderen gesundheitlichen Problemen.

Kommen wir nun zu Gewohnheiten, die Ihnen helfen, Stress abzubauen, mehr zu schlafen und zu lieben! Dies sind alles wichtige Bausteine, wenn Sie angemessen mit Prädiabetes umgehen und ihn loswerden wollen.

61. Nutzen Sie die Kraft der Tiefenatmung

Wenn Sie feststellen, dass Sie sich gestresst, traurig, ängstlich oder verärgert fühlen, ist es manchmal das Beste, eine Pause zu machen und zu atmen. Die einfache Tätigkeit, nur ein paar tiefe Atemzüge zu nehmen, kann Ihren Körper beruhigen und Ihren Geist aufhellen, ganz zu schweigen davon, dass es Wunder für Ihren Blutzucker bewirken kann. Konzentrieren Sie sich auf einfaches Atmen, um sich zu entspannen und dies als einen einfachen, gesunden Bewältigungsmechanismus einzusetzen.

So bleiben Sie am Ball

- Eine einfache Atemtechnik: Setzen Sie sich auf einen Stuhl, schließen Sie die Augen und atmen Sie tief ein. Halten Sie den Atem ein paar Sekunden lang an und atmen Sie dann vollständig und langsam ein paar Sekunden lang aus. Wiederholen Sie diesen Vorgang fünf bis zehn Mal, um sich zu entspannen und wieder neu anzufangen.
- Statt sich ungesunden Bewältigungsmechanismen wie Schnellgerichten und Alkohol hinzugeben oder abzuschalten und sich zurückzuziehen, halten Sie kurz inne, um zu erkennen, wie sie sich fühlen. Nehmen Sie sich ein wenig Zeit, um zu atmen.

62. Wie wäre es mit Meditation?

Etliche Studien haben gezeigt, dass Meditation sich günstig auf die Gesundheit auswirkt. In erster Linie reduziert sie Stress. Es stellte sich heraus, dass Meditation positive Auswirkungen auf mehrere Körperzonen hat, einschließlich unserer Stoffwechsel- und Hormonsysteme sowie der geistigen Funktionen. Sie kann sogar die Insulinresistenz, den Blutzucker und Hämoglobin A1c verringern. Ziehen Sie Meditation in Betracht, um Ihren Geist aufzuhellen und Ihren Körper für den Abbau von Stress zu entspannen.

So bleiben Sie am Ball

- Um Beratung und Anleitung zu bekommen, sollten Sie es mit einem Meditationskurs versuchen. Sie können auch eine Meditations-DVD in der Vertrautheit Ihrer Wohnung verwenden.
- Probieren Sie Programme aus, die Meditation mit Yoga verbinden, sodass Sie den zusätzlichen Vorteil der Dehnung und Kräftigung nutzen, was obendrein als körperliche Betätigung zählt.
- Üben Sie und geben Sie nicht auf. Es braucht etwas Zeit, um meditieren zu lernen. Dafür sind intensive Konzentration auf das Atmen und geistige Fokussierung erforderlich, aber die Bemühungen zahlen sich aus.

63. Gesundheitsfördernde Bewältigungsstrategien

Wenn Sie sich vom Stress völlig vereinnahmt fühlen, sollten Sie wissen, dass dies nicht gut für Ihren Prädiabetes ist. Sorgen Sie für eine Auszeit, damit Geist und Körper eine Pause machen können. Lassen Sie sich vom Stress nicht übermannen und nehmen Sie sich Zeit zu entspannen. Wenn Sie sich eine Auszeit gönnen, lässt sich Ihr Problem mit klarerem Kopf angehen.

So bleiben Sie am Ball

- Beteiligen Sie sich an positiven Bewältigungsaktivitäten wie:
  - Trainieren, und wenn es nur ein einfacher Spaziergang ist
  - Gehen Sie Ihrem Hobby nach wie etwa Sport treiben, Basteln oder Tanzen
  - Ein gutes Buch lesen
  - Zeit mit Freunden und Familie verbringen
  - Ins Kino gehen
  - Ein warmes Bad nehmen
  - Meditieren oder Tiefenatmung üben
  - Aufschreiben – notieren Sie Ihre Gedanken

64. Gehen Sie es nicht allein an

Wenn Stress und Sorgen Sie plagen, fressen Sie es nicht in sich hinein. Versuchen Sie nicht, ganz allein damit klarzukommen. Verlassen Sie sich in stressigen Zeiten auf die Menschen in Ihrer Selbsthilfegruppe. Das kann den entscheidenden Unterschied ausmachen.

So bleiben Sie am Ball

- Bitten Sie um Hilfe und reden Sie mit Ihrer Familie, Ihren Freunden oder Kollegen über Ihre Gefühle, um Dampf abzulassen und den Vorteil der Gemeinschaft zu nutzen.
- Ziehen Sie bei dauerhaftem Stress und Stimmungsschwankungen wie Depressionen oder Angst in Erwägung, einen Verhaltenstherapeuten hinzuzuziehen, mit dem Sie Ihr Problem besprechen und Bewältigungsstrategien entwickeln können.
- Denken Sie darüber nach, sich einer Selbsthilfegruppe anzuschließen, um mit anderen in Kontakt zu kommen, die sich mit dem, was Sie gerade durchmachen, identifizieren können. Sie werden überrascht sein, wie erleichtert Sie sich fühlen, nachdem Sie ausgesprochen haben, was Sie bedrückt. Außerdem wird es Ihnen bestimmt helfen, Ihren Prädiabetes in den Griff zu bekommen.

65. Richten Sie Ihr Denken neu aus

Wenn Sie feststellen, dass negative oder beunruhigende Gedanken Sie belasten, sollten Sie versuchen, sie zu ersetzen oder ihnen stattdessen einen positiven Dreh zu verpassen. Benutzen Sie die Kraft positiven Denkens, um durch schwierige Zeiten zu kommen.

So bleiben Sie am Ball

- Versuchen Sie, sooft Sie können, das Beste in einer Situation zu sehen. Wenn Sie zum Beispiel denken: »Ich fürchte mich vor diesem Projekt. Es ist so viel Arbeit und es wird ganz schlimm werden«, versuchen Sie es stattdessen hiermit: »Wow, dieses Projekt ist eine Herausforderung, aber ich kann es schaffen. Ich werde einen Schritt nach dem anderen machen, und es wird sich toll anfühlen.«
- Manchmal ist es hilfreich, ein Mantra oder einen optimistischen Spruch parat zu haben, den Sie für sich endlos wiederholen können. In Kombination mit Tiefenatmung kann er psychischen Stress bekämpfen, was der Schlüssel zur Blutzuckerkontrolle ist.

66. Lachen und lächeln Sie mehr

Unterschätzen Sie niemals die Wirkung eines herzlichen Lachens. Wussten Sie, dass wissenschaftliche Studien den gesundheitlichen Nutzen des Lachens bestätigt haben? Es unterstützt die Herz-Kreislauf-Funktionen und verzögert Komplikationen in Typ-2-Diabetes. Es stimmt wirklich. Lachen verursacht positive Veränderungen, die uns psychisch, biochemisch und hinsichtlich unseres Immunsystems zum Besseren beeinflussen.

So bleiben Sie am Ball

- Lesen Sie eine witzige Geschichte, Comichefte oder sehen Sie sich eine Comedy-Show oder Komödie an.
- Erzählen Sie Witze und lustige Geschichten am Tisch in einer geplanten albernen Runde mit Familie und Freunden.

67. Helfen Sie sich selbst, indem Sie anderen helfen

Wenn Sie sich mies, gestresst oder im Trott eingespannt fühlen, denken Sie darüber nach, ein Ehrenamt zu übernehmen. Voruntersuchungen haben ergeben, dass eine ehrenamtliche Tätigkeit Depression und Sterblichkeit verringern und das Wohlbefinden steigern kann. Erwägen Sie, andere Menschen anzusprechen, ihnen zu helfen und dabei gleichzeitig sich selbst helfen. Also, tun Sie es: lachen und lächeln Sie mehr. Entspannen Sie sich. Ihr Körper und Ihr Geist werden es Ihnen danken!

So bleiben Sie am Ball

- Finden Sie ein Anliegen, das Sie interessiert oder das Ihre Leidenschaft weckt wie etwa Tieren, älteren Menschen oder Bedürftigen zu helfen. Anderen zu helfen, kann aus Ihnen einen Menschen machen, der sozial engagierter ist, sich selbst ein Ziel setzt und sich einfach besser fühlt.
- Sorgen Sie dafür, dass Ihre ehrenamtliche Arbeit mit Ihrem Leben im Gleichgewicht steht, sodass sie nicht Ihren Terminplan dominiert und letztlich Stress verursacht. Entscheiden Sie sich für eine regelmäßige zeitliche Bindung, die am besten zu Ihren Bemühungen passt.
- Ein Ehrenamt muss nicht unbedingt an eine offizielle Organisation gekoppelt sein. Sich die Zeit für ein Familienmitglied, einen Freund oder einen Nachbarn zu nehmen, für sie eine Aufgabe zu erledigen oder eine Besorgung zu machen, ist durchaus schon eine Möglichkeit, behilflich zu sein.

68. Schaffen Sie sich ein schlaffreundliches Umfeld

Überprüfen Sie Ihr Zimmer, um festzustellen, ob es sich zum Schlafen eignet. Tun Sie Ihr Bestes, um ein bequemes Schlafzimmer zu gestalten, das dem Schlaf förderlich ist und Ihnen hilft, Ihren Prädiabetes und Ihre Gesundheit in den Griff zu bekommen.

So bleiben Sie am Ball

- Sorgen Sie dafür, dass Ihr Bett groß genug und Ihr Kissen bequem ist. Eine gute Matratze ist hilfreich und sollte nicht älter als neun bis zehn Jahre sein.
- Ihr Zimmer sollte so dunkel und leise wie möglich sein. Wenn das nicht zutrifft, sollten Sie erwägen, eine Schlafmaske und Ohrenstöpsel zu tragen oder Verdunklungsvorhänge anzubringen.
- Vielleicht sorgen Sie auch dafür, dass Ihr Zimmer immer gut gelüftet ist und die richtige Temperatur hat – nicht zu heiß oder zu kalt für Sie.

69. Halten Sie sich an regelmäßige Schlafzeiten

Mit der Einhaltung einer gewohnheitsmäßigen Schlaf- und Wachzeit beeinflussen Sie die innere Uhr Ihres Körpers – Ihren Tag-Nacht-Rhythmus – zu Ihren Gunsten. So gewöhnen Sie sich an eine gute Schlafroutine. Wenn Sie sich also an eine regelmäßige Schlafenszeit halten, wird Ihr Zeitplan Ihnen außerdem dabei helfen, rechtzeitig ins Bett zu kommen, um genügend Schlaf zu bekommen. Erstellen Sie einen Schlafzeitplan für mehr gleichmäßige Ruhe als wichtigen Teil Ihrer Prädiabetes-Therapie.

So bleiben Sie am Ball

- Versuchen Sie alles, um jeden Abend zur gleichen Zeit ins Bett zu gehen, wenn möglich auch an den Wochenenden. Versuchen Sie, am Wochenende oder an freien Tagen nicht mehr als ein bis zwei Stunden länger zu schlafen. Größere Umstellungen Ihrer Schlafenszeit und Ihres Wachzustands können Ihren Tag-Nacht-Rhythmus stören und Probleme verursachen, die Ihren Schlaf, Ihre Aufmerksamkeit und Ihr Energieniveau im Lauf des Tages beeinträchtigen.
- Wenn Sie versuchen, sich an eine frühere Schlafenszeit zu gewöhnen, sollten Sie es Schritt für Schritt in Intervallen von fünfzehn Minuten pro Nacht tun, bis Sie sich mit dieser Routine wohlfühlen.
- Haben Sie Schwierigkeiten, morgens aufzuwachen? Lassen Sie etwas Sonnenlicht herein, sodass Ihre innere Uhr gemeinsam mit Ihnen den neuen Tag begrüßt.

70. Etablieren Sie ein beruhigendes Abendritual

Lassen Sie sich etwas Zeit, um in der Stunde vorm Zubettgehen zur Ruhe zu kommen – Ihr Körper und Ihr Blutzucker werden es Ihnen danken. Tun Sie Ihr Bestes, um sich vorm Zubettgehen auf vielfältige Art zu entspannen.

So bleiben Sie am Ball

- Vermeiden Sie bis zu einer Stunde vorm Zubettgehen helles Licht und dämpfen Sie die Lampen so weit wie möglich, um Ihre innere Uhr nicht zu stören und den Schlaf zu fördern.
- So schwer es auch fällt: meiden Sie Computer, Fernseher, Tablets und Handys etwa eine Stunde, bevor Sie zu Bett gehen. Das blaue Licht, das sie abgeben, kann störend sein und Sie am Einschlafen hindern.
- Statt elektronische Geräte zu benutzen, sollten Sie leichte Lektüre bevorzugen, Musik hören, mit einem Angehörigen über Ihren Tag sprechen; vielleicht auch ein warmes Bad nehmen oder duschen, um sich zu entspannen und fürs Bett bereitzumachen.

71. Vermeiden Sie Schlafsaboteure

Es gibt ein paar Dinge, die einen guten Schlaf verhindern und auf die man kurz vorm Zubettgehen achten sollte. Und denken Sie daran, dass ein gesunder Schlaf zur Kontrolle Ihres Prädiabetes beiträgt. Vermeiden Sie jedes Verhalten, das Sie am Schlafen hindert.

So bleiben Sie am Ball

- Nehmen Sie kein Koffein zu sich – streichen Sie Kaffee, Tee und Cola vorm Zubettgehen, da es Stimulanzien sind. Wenn Sie Kaffee trinken müssen, wechseln Sie zu entkoffeinierten Sorten, aber seien Sie sich darüber im Klaren, dass auch sie immer noch etwas Koffein haben. Achten Sie auch auf Lebensmittel und Getränke, die Schokolade oder zu viel Zucker enthalten.
- Essen Sie kurz vorm Zubettgehen nicht zu wenig und nicht zu viel. Wenn Sie hungrig ins Bett gehen, könnte Ihnen das Einschlafen schwerfallen. Andererseits fühlen Sie sich mit einem vollgestopften Bauch unwohl und könnten Verdauungsbeschwerden bekommen, die Sie wach halten.
- Vorsicht mit einem Nickerchen am späten Nachmittag – zu viel Dösen kann Ihre innere Uhr durcheinanderbringen und das rechtzeitige Einschlafen stören.

72. Wenn Schlafstörungen chronisch werden: Suchen Sie sich Hilfe

Sie haben alles versucht und haben immer noch Schwierigkeiten, einzuschlafen und weiterzuschlafen? In diesem Fall wäre es ratsam, den Arzt aufzusuchen, um die Ursachen zu erforschen und gemeinsam einen Behandlungsplan zu erarbeiten. Nehmen Sie Kontakt zu Experten auf, um sich über die hartnäckigen Schlafprobleme beraten zu lassen.

So bleiben Sie am Ball

- Wenn psychologische Probleme wie Stress, Angst oder Depression Sie beunruhigen, kann Ihnen ein Arzt oder Verhaltenstherapeut helfen, diese Schlafräuber zu bekämpfen. Denken Sie daran, dass ein tiefer Schlaf jede Nacht der Schlüssel zu Ihrem Prädiabetes-Behandlungsplan ist.
- Machen Sie sich Notizen oder führen Sie ein Journal über Ihren Schlaf und Ihre Stimmungen. Es ist hilfreich, solche Aufzeichnungen zu Arztterminen mitzubringen. Sie können Ihnen die Hindernisse bewusst machen, die möglicherweise den Schlaf verhindern.

73. Regelmäßiges Training als natürliche Einschlafhilfe

Inzwischen haben Sie alles über die Vorteile körperlicher Betätigung gelesen – wie sie die Blutzuckerkontrolle und das Abnehmen verbessert. Nun, sie kann Ihnen auch beim Schafen helfen!

So bleiben Sie am Ball

- Bleiben Sie täglich aktiv, um von all den positiven Wirkungen des Trainings zu profitieren. Dazu gehört auch besserer Schlaf. Im Gegenzug kann ein verbesserter Schlaf Sie dazu motivieren, regelmäßig zu trainieren.
- Üben Sie regelmäßig, um körperliche Veränderungen zu fördern, die wiederum dem Schlaf zugutekommen. Das Training reduziert Stress, Depressionen und Angst, kann die Körpertemperatur und den Tag-Nacht-Rhythmus verändern – alles Faktoren, die den Schlaf fördern.

74. Helfen Sie anderen, Ihnen zu helfen

Sollten Sie das Glück haben, Menschen zu kennen, die Ihnen Liebe und Unterstützung entgegenbringen, dann nehmen Sie es an und sagen Sie ihnen, wie sie helfen können. Machen Sie sich die Unterstützung zunutze, indem Sie anderen sagen, in welche Richtung ihre Hilfe gehen könnte.

So bleiben Sie am Ball

- Drücken Sie sich klar und deutlich aus, sodass Ihre Freunde und Familienmitglieder Ihre Bedürfnisse genau kennen. Dann fällt es ihnen leichter, Sie bestmöglich bei Ihrer Prädiabetes-Therapie zu unterstützen.
- Äußern Sie sich offen und konkret, um jede Unsicherheit und alle Bedenken zu zerstreuen, die sie über die Art der Hilfe noch haben könnten. Geben Sie ihnen Beispiele, wie sie helfen können. Das kann ihre guten Absichten in konkrete Taten umwandeln, die Ihnen und Ihren Beziehungen zugutekommen werden. Dies wiederum verbessert Ihre Gesundheit und lässt Sie an Ihrem Behandlungsplan festhalten.

75. Planen Sie abendliche Verabredungen

Bei unserem betriebsamen Lebensstil können wir uns schnell in der Monotonie unserer Jobs und anderer Verpflichtungen verfangen, sodass wir weniger Zeit für die Beziehungen zu unserem Partner, zur Familie und zu Freunden haben. Dabei ist es wichtig, geregelte Zeiten freizuschaufeln, um Liebe und gesellschaftliche Beziehungen zu pflegen. Diese stärken die Bindungen und erhalten das Hilfsnetzwerk aufrecht, das so nützlich für Ihre geistige und körperliche Gesundheit ist. Wenn Sie sich diese Zeit nehmen, kann das zu Erfolgen bei der Behandlung Ihres Prädiabetes führen. Planen Sie Zeit ein, um Kontakt zu Ihren Angehörigen aufzunehmen. Das kommt gesunden Beziehungen zugute und fördert wiederum einen gesunden Körper und Geist.

So bleiben Sie am Ball

- Planen Sie einen regelmäßigen kinderfreien Abend mit Ihrem Partner. Nehmen Sie sich eine Auszeit, um Ihre Beziehung zu stärken und um sich ohne Ablenkungen zu vergnügen.
- Planen Sie Ausflüge mit Ihrer Familie, sodass Sie Qualitätszeit miteinander verbringen können. Reden und lachen Sie und freuen Sie sich über Ihre gemeinsamen Aktivitäten.
- Verbringen Sie einen Abend mit Freunden außer Haus, holen Sie Versäumtes nach und schwelgen Sie in Erinnerungen.

76. Denken Sie über eine Beratung nach

Wenn ständige Konflikte Spannungen und Stress zwischen Ihnen und Ihrem Partner oder anderen Familienmitgliedern erzeugen, sollten Sie in Erwägung ziehen, gemeinsam zu einer Beratung zu gehen. Holen Sie sich Ratschläge, wie Sie Ihre Beziehungen stärker und gesünder gestalten können, damit die Spannungen nicht auf Kosten Ihres Blutzuckers und Ihres Körpers gehen.

So bleiben Sie am Ball

- Suchen Sie einen Therapeuten, der sich auf Paar- und Familientherapie spezialisiert hat. Gemeinsame Sitzungen eröffnen Ihnen die Möglichkeit, an Problemen zu arbeiten, die Sie alle angehen und in die Sie miteinander verstrickt sind.
- Warten Sie nicht zu lange damit, sich Hilfe zu holen. Denken Sie daran, dass Stress Ihren Blutzucker, Ihr Gewicht und Ihre Gesundheit belastet. Je eher Sie daher zu den Wurzeln des Problems vordringen und die Angelegenheit wieder in Ordnung bringen, umso stärker wird Ihre Gesundheit davon profitieren. Dasselbe gilt für Ihre Angehörigen.

77. Seien Sie offen für Fragen der Sexualität

Intimität und Sex auf regelmäßiger Basis kann gut für Ihre Gesundheit und das Wohlergehen Ihrer Beziehung sein. Wagen Sie also einen Versuch und räumen Sie alle Hindernisse aus dem Weg.

Wenn Sie Probleme mit Ihrer Sexualität haben, ist es in Ordnung, darüber zu reden und sich Hilfe zu holen.

So bleiben Sie am Ball

- Wenn Sie Schwierigkeiten haben, eine intime Beziehung zu Ihrem Partner zu unterhalten, seien Sie offen und sprechen Sie gemeinsam über die Möglichkeit, professionelle Hilfe zu suchen. Die Unterdrückung intimer Probleme mit Ihrem Partner kann den Stress und die Spannungen steigern, die Ihre Gesundheit und Ihren Blutzuckerspiegel belasten. Die Auseinandersetzung mit diesen Fragen öffnet außerdem den Zugang zu den nützlichen Auswirkungen, die körperliche Kontakte auf Ihren Geist und Körper haben. Seien Sie ehrlich, wenn es um intime Angelegenheiten mit Ihrem Partner geht und finden Sie Wege, wieder aufeinander zuzugehen und das Leben gemeinsam zu genießen.
- Wenn Ihr Prädiabetes Veränderungen in Ihrem Körper bewirkt, die Sex unangenehm machen, oder falls Stress und Stimmungsschwankungen mit Ihrem Sexualtrieb in Konflikt geraten, sollten Sie sich von Ihrem Arzt oder eventuell von einem Therapeuten beraten lassen.
- Erkämpfen Sie sich ein wenig Zeit, um täglich mit Ihrem Partner eine körperliche und geistige Verbindung aufzubauen. Planen Sie kinderfreie Abende oder Wochenendausflüge, um Spaß, Romantik und Spannung in Ihre Beziehung zu bringen.

78. Erfahren Sie gemeinsam mehr über Prädiabetes und seine Behandlung

Die Prädiabetes-Diagnose kann erschütternd und von starken Emotionen begleitet sein. Lassen Sie Ihren Partner, Ihre Familie und Freunde an dem Weg teilhaben, der vor Ihnen liegt. Informieren Sie sie über die Beschwerden und den veränderten Lebensstil, die diese Krankheit mit sich bringen.

So bleiben Sie am Ball

- Es kann durchaus hilfreich sein, Ihren Partner oder Ihre Familienmitglieder zu Arztterminen mitzubringen. Vier Ohren hören mehr als zwei lautet die Lösung, wenn Sie Schwierigkeiten haben, sich an Empfehlungen zu erinnern oder sie zu verstehen. Wenn Sie und Ihre Freunde und Familie alles über das Leiden und den Behandlungsplan wissen, werden Sie effektiver im Umgang mit Ihrem Prädiabetes sein.
- Nehmen Sie andere zu Ihren Terminen beim Ernährungsberater mit, vor allem wenn Ihr Partner kocht oder die Lebensmittel einkauft. So kann er oder sie Ihren Speiseplan unterstützen.
- Vergessen Sie nicht, dass es eine positive Erfahrung sein kann, andere Menschen in Ihr Team aufzunehmen, sobald Sie anfangen, sich mit Prädiabetes vertraut zu machen und das Leiden in Angriff zu nehmen.

79. Nutzen Sie Ihre Online-Quellen

Wie oft haben wir gehört, dass es zu fast jedem Thema eine Fülle von Informationen im Internet gibt? Das trifft auch auf Prädiabetes und Diabetes zu. Als Erweiterung Ihres Behandlungsplans können Informationen und Hilfe im Internet nützliche Quellen sein. Wenn Sie eine Frage haben, könnten Sie sich angewöhnen, die Antwort im Internet zu suchen.

So bleiben Sie am Ball

- Nutzen Sie die Vorteile des Internets, um mehr Informationen über Ihr Leiden und nützliche Ideen zur Veränderung des Lebenswandels zu bekommen – vor allem Rezepte und Menüvorschläge.
- Vergewissern Sie sich, dass Ihre Quellen seriös sind, da es online eine Menge Falschinformationen gibt. Ziehen Sie die Quellenliste im Anhang C am Ende dieses Buches zu Rate.
- Machen Sie sich schlau über Hilfsgemeinschaften im Netz. Es gibt viele Onlinegruppen für Menschen mit Prädiabetes, Diabetes und Adipositas, die genauso hilfreich und informativ sein können wie »Offline«-Gruppen – wenn nicht sogar effektiver. Es gibt Beiträge von Pennsylvania bis Paris, mit Teilnehmern aus allen sozialen Schichten und einem breiten Spektrum an Erfahrungen mit diesen Beschwerden. Andererseits könnten Sie ungenaue medizinische Informationen von Personen erhalten, die es entweder nicht besser wissen oder versuchen, Ihnen irgendein Wundermittel aufzuschwatzen. Nehmen Sie sich daher in Acht vor konkretem medizinischen Rat von fremden Personen im Netz und holen Sie sich neue Impulse immer von Ihrem Arzt. Wer »Wunder« verspricht, sollte vom Moderator des Fo-

rums streng zurechtgewiesen werden. Solange Sie alles, was Sie lesen, mit Vorsicht genießen, werden Sie mit Sicherheit eher gewinnen als verlieren. Das Wunderbare einer Hilfsgemeinschaft im Internet ist, dass sie rund um die Uhr für Ihre Fragen, Querelen und Seitenhiebe da ist.

80. Ihr neuer Lebenswandel als Familienangelegenheit

Wenn Sie oder ein Familienmitglied die Diagnose Prädiabetes bekommen haben, sollten Sie die notwendigen Veränderungen hinsichtlich Diät, Training und Verhaltensweisen gemeinsam angehen. Jedes Haushaltsmitglied kann von einer gesunden Ernährung, mehr körperlicher Betätigung, mehr Schlaf und von Bemühungen um einen gesunden Lebenswandel profitieren. Eine Familie, die an wichtigen Veränderungen des Lebenswandels festhält, bleibt gemeinsam gesund!

So bleiben Sie am Ball

- Holen Sie alle an Bord und erklären Sie Ihren Plan, sodass die Versuchung, die falschen Sachen zu essen oder die Aktivität zu vernachlässigen, geringer wird.
- Unternehmen Sie etwas gemeinsam. Gehen Sie zusammen Einkaufen und kochen Sie ein nahrhaftes Essen, planen Sie Gruppenaktivitäten wie eine Fahrrad- oder Wandertour und nehmen Sie sich Zeit, sich als Familie mit gut gelaunten Aktivitäten zu entspannen. Zum Beispiel mit einem Spieleabend für die ganze Familie oder einer Tanzparty. Das sind nur einige von vielen Möglichkeiten, wertvolle Zeit miteinander zu verbringen, um als Familie zusammenzuwachsen und Ihre Beziehungen zu festigen.

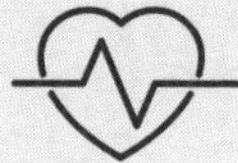 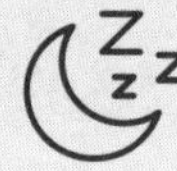 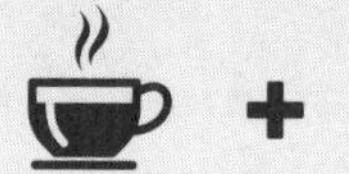 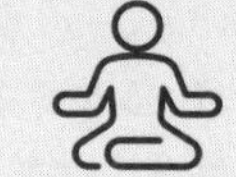

Kapitel 8

Lösungsorientierte Gewohnheiten entwickeln

DIEBATES UND PRÄDIABETES können kompliziert und herausfordernd sein, wenn man sie in den Griff bekommen will, denn ein nicht geringer Anteil ihrer Behandlung hat direkt mit der Veränderung des Lebensstils zu tun. Sie brauchen einen umfassenden Plan, um verschiedenste Fragen zu thematisieren, um die richtigen Entscheidungen zu treffen und um gesunde Gewohnheiten zu entwickeln. Einer der Schlüssel zu erfolgreichen und dauerhaften Veränderungen ist die Fähigkeit, gute Problemlösungen zu finden.

Problemlösung: eine Schlüsselkomponente der Selbstpflege

Es ist eine gut belegte Tatsache, dass das Lösen von Problemen eine Kernkompetenz ist, die man für einen wirksamen Umgang mit Prädiabetes und Diabetes haben muss. Das trifft so sehr zu, dass staatlich geprüfte Diabetesberater dazu aufgefordert werden, sich auf die Problemlösungen zu konzentrieren, die in den Richtlinien der American Association of Diabetes Educators (AADE; Amerikanische Gesellschaft der Diabetesberater) erläutert werden. Es ist ein Rahmenkonzept von sieben Verhaltensweisen der Selbstpflege – eine wirksame Methode zur positiven Veränderung des Lebensstils. Schauen Sie sich diese Verhaltensweisen an. Die meisten treffen auch auf Personen mit Prädiabetes zu.

Die sieben Verhaltensweisen zur Selbstpflege

1. **Gesundes Essen:** Entscheiden Sie sich für gesundes Essen, erkennen Sie Portionsgrößen und informieren Sie sich über die besten Essenszeiten.
2. **Aktiv sein:** Trainieren Sie regelmäßig, um den ganzen Körper aufzubauen, um abzunehmen und den Blutzucker zu kontrollieren.
3. **Kontrolle**: Kontrollieren Sie täglich den Blutzucker, um zu überprüfen, wie Essen, körperliche Betätigung und die Medikamente wirken.
4. **Einnahme der Medikamente:** Informieren Sie sich, wie die Medikamente funktionieren und wann Sie sie einnehmen sollen.
5. **Problemlösung:** Lernen Sie, wie man Probleme löst. So könnte es beispielsweise ein Vorfall mit niedrigem oder hohem Blutzucker erforderlich machen, dass Sie eine schnelle Entscheidung über Essen, Aktivität oder Medikamente treffen müssen.

6. **Risiken reduzieren:** Wirksame Verhaltensweisen zur Risikoverringerung wie zum Beispiel das Rauchen aufzugeben und regelmäßige Augenuntersuchungen sind Beispiele der Selbstpflege, die das Risiko für Komplikationen mindern.
7. **Gesundes Bewältigen:** Gute Bewältigungsfähigkeiten, die der Herausforderung des Diabetes begegnen, helfen Personen, motiviert zu bleiben, um Ihren Diabetes in den Griff zu bekommen.

Was ist ein staatlich geprüfter Diabetesberater?

Ein staatlich anerkannter Diabetesberater ist ein Gesundheitsexperte, der gründliches Wissen über und Erfahrung mit Diabetesvorbeugung erworben hat und sich mit der Behandlung von Prädiabetes und Diabetes auskennt. Viele sind staatlich anerkannte Ernährungsberater, Pfleger oder Apotheker, die sich entschlossen haben, eine zusätzliche Ausbildung zu machen und eine Zulassung zu bekommen, um näher im Bereich des Diabetes zu arbeiten.

Dieses Buch hat für die meisten dieser Verhaltensweisen viele Tipps zur Selbstpflege gegeben, nun aber wollen wir das Problemlösen etwas detaillierter besprechen.

Die Logistik des Problemlösens

Den AADE-Prinzipien zufolge ist das Problemlösen ein kontinuierlicher Zyklus aus vier Hauptschritten: (1) Handeln (2) Analysieren und Auswerten (3) Lösungen diskutieren (4) Aus Erfahrung lernen (und dann wiederholen!). Das Problemlösen ist ein erlerntes Verhalten. Man erkennt ein Problems, wählt die beste Strategie und wendet sie an, um das Problem zu lösen. Dann wertet man die Wirksamkeit der Strategiewahl aus. Wenn Sie die Hemmnisse Ihrer Selbstpflege herausfinden und diese dann in Angriff nehmen, können Sie erfolgreicher die notwendigen Veränderungen Ihres Lebenswandels planen. Dazu gehören gute Ernährung, regelmäßige Aktivität, Abnehmen und weitere Veränderungen, die Sie in Gang setzen sollten, um Ihren Prädiabetes zu behandeln.

Jeder hat unterschiedliche Einstellungen und Ansätze zum Problemlösen. Einige sind erfolgreicher, geschickter und optimistischer als andere. So betrachtet vielleicht manch einer ein Problem als eine Herausforderung, während jemand anders es als Bedrohung empfindet. Außer Ihrer Einstellung zum Thema und außer den Fähigkeiten, die Sie haben, um ein Problem anzugehen, können auch andere Faktoren beeinflussen, wie erfolgreich Sie Fragen und Herausforderungen rund um die Prädiabetes und Diabetes meistern. Zu diesen Faktoren gehören etwa frühere Erfahrungen mit dem Problem und das Wissen über die Krankheit und das damit verbundene Leiden.

Ein Problem angehen

Wenn Sie mit einem Problem konfrontiert sind, ist es wichtig, über das, was geschieht, ehrlich zu sich selbst zu sein. Sie müssen verstehen, warum das Problem aufgetreten ist und daraus lernen – was Ihnen wahrscheinlich künftig weiterhelfen wird. Folgende Tipps sollten Sie im Gedächtnis bewahren:

- Gestehen Sie sich Ihr Problem ein: Ignorieren Sie es nicht, aber gehen Sie auch nicht zu hart mit sich ins Gericht. Jeder Mensch hat im Lauf des Lebens Probleme.
- Legen Sie eine Pause ein und analysieren Sie die Ursachen des Problems: Was ist dieses Mal anders mit Ihnen und Ihrer Routine?

- Bringen Sie die Dinge in Ordnung und lernen Sie durch das Problem: Versuchen Sie, es auf die Art zu lösen, die Ihnen sinnvoll erscheint … machen Sie sich Gedanken über die Möglichkeiten. Recht häufig können Sie zurückblicken und sehen, wie Sie in der Vergangenheit mit ähnlichen Schwierigkeiten umgegangen sind.
- Nehmen Sie Hilfe in Anspruch: Bewerten Sie Ihre Lösungen und verbessern Sie sie, indem Sie sich mit Ihrer Familie, Ihren Freunden und, falls nötig, mit Ihrem Arzt oder Therapeuten beraten.
- Probieren Sie neue Lösungen aus: Problemlösungen sind häufig ein Prozess von Versuch und Irrtum. Finden Sie heraus, was für Sie am besten funktioniert und bleiben Sie dann bei diesen Strategien.

Was immer Sie planen, um Ihre Ziele zu erreichen und den Prädiabetes in den Griff zu bekommen: Stets können unerwartete Probleme auftreten, die Sie ins Auge fassen und mit denen Sie umgehen müssen. Denken Sie daran, dass bei Prädiabetes die Selbstpflege mit *Ihnen selbst* beginnt und dass die tägliche Behandlung Ihrer Beschwerden in Ihren Händen liegt. Der Sieg ist Ihnen gewiss, wenn Sie es nur wollen. Wenn Sie das richtige Maß an Kenntnis über das Leiden erreichen, die Fähigkeit des Problemlösens praktizieren, Ihre Unterstützungssysteme nutzen und eine optimistische Einstellung haben, dann haben *Sie selbst* den Schlüssel zum Erfolg in der Hand. Dann können Sie Veränderungen bewirken, die Ihren Lebenswandel verbessern und den Prädiabetes besiegen, damit Sie ein glücklicheres und gesünderes Leben führen können.

Hier sind einige Problemlösungsgewohnheiten, die Ihnen helfen, Ihren Prädiabetes in den Griff zu bekommen und rückgängig zu machen.

81. Lassen Sie Mahlzeiten und Flüssigkeiten nicht aus – richten Sie stattdessen regelmäßige Zeiten für Essen, Snacks und Flüssigkeitsaufnahme ein

Selbst wenn Sie viel zu tun haben, ist das keine Ausrede, um Mahlzeiten auszulassen oder das Trinken zu versäumen. Wenn Sie eine Mahlzeit oder einen Snack verpassen, kann das Ihre Energie beeinträchtigen, zu Kopfschmerzen und Reizbarkeit führen und Sie dazu bringen, schlechte Ernährungsentscheidungen zu treffen. Das Auslassen planmäßiger Mahlzeiten führt häufig dazu, dass Sie viel zu große Portionen essen, sobald Sie sich das Essen wieder erlauben. Dies kann Probleme mit Ihrem Blutzucker und beim Abnehmen hervorrufen. Wenn Sie es versäumen, Wasser zu trinken, führt das zu Dehydrierung und einem trockenen Mund. Berücksichtigen Sie Ihre spezielle Art und Weise, sich im Voraus mit Nahrung und Flüssigkeit zu versorgen. So etablieren Sie eine gute Routine und lassen sich die benötigten Kalorien und Flüssigkeiten nicht entgehen.

So bleiben Sie am Ball

- Achten Sie darauf, täglich im Voraus zu planen, wann und wo Sie Ihre Mahlzeiten einnehmen. Haben Sie stets Wasser dabei. Bereiten Sie Mahlzeiten und Snacks vor, um sie zu Hause zur Hand zu haben oder um sie mit zur Schule, zur Arbeit oder für unterwegs mitzunehmen.
- Planen Sie im Voraus, ob Sie außer Haus essen gehen, sodass Sie eine Strategie entwickeln können, vernünftige Entscheidungen hinsichtlich des Essens zu treffen.
- Trinken Sie vor und nach den Mahlzeiten ein Glas Wasser. Es empfiehlt sich, einen wiederverwendbaren Wasserbehälter an Ih-

rem Schreibtisch, unterwegs oder an Ihrem Bett griffbereit zu haben.

- Stellen Sie sich einen Wecker oder einen Timer, um Sie ans Essen oder Trinken zu erinnern.

82. Sabotieren Sie sich nicht selbst, wenn Sie außer Haus essen: kontrollieren Sie unbedingt Ihre Portionen und Ihre Auswahl

Viele Leute betrachten das Essen im Restaurant als ein besonderes Ereignis; es bedeutet für viele, dass man sich größere Mengen Nachtisch oder reichhaltiges Essen gönnen darf. Wenn Sie zu oft essen gehen, wird die Gewohnheit, jede Mahlzeit als besondere Gelegenheit zu betrachten, Ihre Anstrengungen untergraben, gesünder zu essen und Ihren Prädiabetes zu kontrollieren. Treffen Sie beim Essengehen eine kluge Auswahl, und schlemmen Sie nur gelegentlich und planmäßig.

So bleiben Sie am Ball

- Schauen Sie sich genau an, wie oft Sie essen gehen, welche Art von Essen Sie bestellen und wie viel Sie davon essen. Dies kann Ihnen helfen zu beurteilen, welche Veränderungen Sie in Gang setzen müssen. Wenn Sie diese Information Ihrem Ernährungsberater mitteilen, kann dies dazu beitragen, die Muster zu identifizieren, die Ihren Fortschritt unterstützen oder bremsen.
- Nehmen Sie sich Zeit, um in Ihren Lieblingsrestaurants gesunde Entscheidungen zu treffen, sodass Sie das Rätselraten, was Sie bestellen sollen, umgehen können.
- Nehmen Sie sich vor, hin und wieder zu schummeln, indem Sie kleine Portionen Ihres Lieblingsessens genießen. Gleichen Sie es mit kalorienreduziertem Essen bei Mahlzeiten vor und nach dem Schummeln aus.

83. Lassen Sie sich von einem Ausrutscher nicht entmutigen: machen Sie weiter!

Wenn es Ihnen nicht schon passiert ist, werden Sie sich an einem bestimmten Punkt Ihres Lebens wahrscheinlich unglücklich fühlen, nachdem Sie Ihrem Appetit auf etwas nachgegeben haben, das Sie sich eigentlich nicht hätten erlauben sollen. Prädiabetes ist ein Leiden mit körperlichen und emotionalen Höhen und Tiefen. Streben Sie sowohl im emotionalen als auch im körperlichen Bereich nach Gleichgewicht.

So bleiben Sie am Ball

- Fragen Sie sich, ob es einen konkreten Auslöser für den Ausrutscher gab. Hatten Sie vielleicht einen besonders stressreichen Tag am Arbeitsplatz oder sind Sie hungrig auf eine Party gegangen?
- Wenn Sie eine Ursache genau bestimmen können, denken Sie darüber nach, wie Sie sie beim nächsten Mal verhindern können, indem Sie entweder Ihren Essensplan anpassen oder ein paar Techniken der Stressbewältigung erlernen.
- Seien Sie nicht zu streng zu sich selbst und lernen Sie aus Ihrem Fehler. Es ist nicht das Ende der Welt, wenn Ihnen so ein Malheur passiert. Wenn Sie jedoch zu beschäftigt sind, sich selbst für den Fehler zur Rechenschaft zu ziehen, werden Sie eine Lektion verpassen. Seien Sie wegen des Fehlers ehrlich zu sich selbst, machen Sie sich keine Sorgen und gewinnen Sie die Kontrolle zurück.

84. Tappen Sie nicht in die »Essen zum Mitnehmen«-Falle, versuchen Sie unbedingt, mehr Mahlzeiten zu Hause zu essen

Für viele Amerikaner haben Arbeitszeiten und ein geschäftiger Lebenswandel das Essen in Restaurants und Essen zum Mitnehmen zu einem normalen und häufigen Vorgang gemacht. Dadurch können einige Herausforderungen entstehen, wenn es Ihr Ziel ist, einen gesunden Essensplan aufrechtzuerhalten, den Blutzucker zu kontrollieren und abzunehmen.

So bleiben Sie am Ball

- Prüfen Sie noch einmal nach, warum Sie so häufig essen gehen oder Essen bestellen. Vielleicht nehmen Sie sich nicht die angemessene Zeit, um zu essen und besuchen häufig und in Eile Schnellrestaurants. Vielleicht gehen Sie deshalb so oft essen oder lassen sich Essen bringen, weil Sie zu Hause nicht genug gesundes Essen haben.
- Wenn Sie essen gehen, um gesellig mit Freunden zusammen zu sein, versuchen Sie es mit Aktivitäten, die nichts mit Essen zu tun haben. Gehen Sie spazieren, treffen Sie sich in der Wohnung eines Freundes oder eines Familienmitglieds, bringen Sie sich auf den neuesten Stand oder gehen Sie alle gemeinsam ins Kino.
- Erstellen Sie eine Essens- und Einkaufsliste und bereiten Sie ein paar gesunde Mahlzeiten und Snacks im Voraus zu, die Sie mitnehmen können, wenn die Zeit knapp wird. Dadurch können Sie Ihre Portionen kontrollieren und wissen, welche Zutaten in Ihrem Essen sind. Obendrein sparen Sie dabei noch Geld! Planen Sie im Voraus, damit Sie gesundes Essen zu Hause haben und die Versuchung verringern, essen zu gehen.

85. Feiern Sie Ihre Erfolge – aber nicht mit Essen als Belohnung

Natürlich gibt es viele Feiern und Feiertage, die mit Essen in Verbindung gebracht werden: Ein Geburtstag mit einer dicken Sahnetorte, Weihnachten mit der Gans und Plätzchen etc. Auf Hochzeiten und Partys wird viel gegessen und getrunken (was wir im nächsten Tipp besprechen werden). Das heißt jedoch nicht, dass Sie Ihre Erfolge jetzt auch mit Essen feiern sollten. Seien Sie kreativ und belohnen Sie sich selbst mit Ideen, die nichts mit Essen zu tun haben, die aber trotzdem Spaß machen, keine zusätzlichen Pfunde nach sich ziehen und Ihre Blutzuckerwerte ansteigen lassen.

So bleiben Sie am Ball

- Erstellen Sie eine Liste der Dinge, die Sie gern tun möchten und die nichts mit Essen zu tun haben. Wählen Sie eine Option davon aus, wenn Sie ein Ziel erreichen wollen, das Ihren Lebenswandel betrifft. Auf diese Weise haben Sie eine Option für ein gesundes Bonbon, das nichts mit Essen zu tun hat – eine festliche Möglichkeit, sich zu belohnen, ohne auf Ihre Linie achten zu müssen und Ihren Blutzucker zu erhöhen.
- Gehen Sie ins Kino, kaufen Sie sich ein paar neue Kleidungsstücke, probieren Sie einen Yogakurs aus oder gönnen sich eine Massage. Das sind nur einige von vielen Möglichkeiten, wie Sie sich ohne Essen verwöhnen können.

86. Wenn Sie eingeladen sind: vorausschauendes Planen statt Völlerei

Gehen Sie mit einem Plan und der richtigen Einstellung zu einer Einladung, damit Sie nicht mit zusätzlichen Pfunden und höheren Blutzuckerwerten nach Hause kommen. Es gibt eine Menge Möglichkeiten, besondere Gelegenheiten zu steuern, ohne Ihren Prädiabetes-Behandlungsplan zu sabotieren

So bleiben Sie am Ball

- Wenn es für Sie okay ist, dass Ihr Leiden bekannt ist, dann lassen Sie Ihren Gastgeber wissen, dass Sie Prädiabetes haben und über das angebotene Essen Bescheid wissen möchten, sodass Sie Ihr Essen im Voraus kennen.
- Bringen Sie irgendetwas Gesundes mit, das Sie mit anderen teilen können, um sicher zu gehen, dass Sie etwas Vernünftiges zur Auswahl haben, wie zum Beispiel Gemüsestäbchen mit einem fettarmen Dip, einen Salat, geschnittenes Obst oder gemischte Beeren.
- Wenn Sie auf der Veranstaltung sind, nehmen Sie sich vernünftige Portionen und entfernen Sie sich vom Essenstisch, um Extraportionen zu vermeiden. Essen Sie nicht im Stehen.
- Trinken Sie beliebig viel Wasser und andere kalorienreduzierte Getränke, damit Sie sich gesättigt fühlen, ohne zusätzliche Kalorien aufzunehmen.
- Sehen Sie die Einladung in erster Linie als Möglichkeit an, sich zu unterhalten und auf den neuesten Stand zu bringen, statt das Essen in den Mittelpunkt zu stellen.
- Wenn Sie der Gastgeber sind, geben Sie Leckereien oder übrig Gebliebenes Ihren Gästen mit oder bringen Sie es mit ins Büro, den Buchclub oder zur nächsten Pokersession, damit das Essen nicht zu Hause bleibt und Sie in Versuchung führt.

87. Lassen Sie sich nicht von Familie und Freunden auf Ihrem Weg blockieren

Ihre Angehörigen müssen Ihre Ziele und Pläne hinsichtlich Ihrer Prädiabetes-Behandlung kennen, sodass sie Sie unterstützen und ermutigen können. Arbeiten Sie mit denen zusammen, die Ihnen nahestehen und nicht gegeneinander, wenn es um die Aufrechterhaltung Ihres Prädiabetes-Behandlungsplans geht.

So bleiben Sie am Ball

- Wie bereits erwähnt, ist es am besten, wenn Sie und Ihre Familie gemeinsam einem ähnlichen Lebenswandel folgen, vor allem, wenn es ums Essen geht. Sollte dies jedoch nicht der Fall sein, sollten Sie sie bitten, kein verlockendes Essen im Haus zu haben oder sich damit zu verwöhnen, wenn Sie anwesend sind.
- Machen Sie Freunden und Familienmitgliedern bewusst, dass sie Dinge tun, die Ihren Prädiabetes-Behandlungszielen Hindernisse in den Weg stellen. Seien Sie ehrlich und kommunizieren Sie respektvoll.
- Nehmen Sie die Hilfe Ihres medizinischen Teams wie etwa eines Therapeuten oder Ernährungsberaters in Anspruch, wenn Sie mehr Beratung darüber benötigen, wie Sie Ihre Familie und Freunde in Einklang mit Ihrem Plan und Ihren Zielen bringen können.

88. Schließen Sie niemanden aus, sondern lassen Sie andere teilhaben

Sie sollten erkennen, dass Sie nicht allein mit Stress und Ihren Problemen umgehen müssen. Es ist völlig in Ordnung, hin und wieder etwas Zeit allein zu verbringen, aber wenn Sie sich ganz und gar abschotten, häufen Sie nur noch mehr Stress an, was Sie anfälliger für ungesunde Bewältigungsmechanismen wie emotionales Essen oder Untätigkeit macht. Dies kann Ihre Fähigkeit zur Kontrolle Ihres Prädiabetes untergraben. Öffnen Sie sich und nehmen Sie die Hilfe von Therapeuten, Selbsthilfegruppen und Ihrer Familie in Anspruch.

So bleiben Sie am Ball

- Gehen Sie in kleinen Schritten voran, wenn Sie anderen mitteilen, womit Sie sich wohlfühlen. Sprechen Sie über die wichtigsten Fragen, die Sie zuerst behandeln müssen.
- Verabreden Sie sich einmal in der Woche mit Familie und Freunden, um die Informationswege offenzuhalten und erwägen Sie regelmäßige Sitzungen mit einem Therapeuten, falls sie mit Ihren Schwierigkeiten überfordert sind.
- Greifen Sie zum Telefon und treten Sie mit jemandem in Kontakt, wenn Sie gerade eine schwere Zeit durchmachen.

89. Vernachlässigen Sie Ihr Training nicht: Bewegen Sie sich am besten täglich

Wenn Sie unheimlich viel zu tun haben und keine spezielle Zeit für körperliche Betätigung reservieren können, dann werden die Tage an Ihnen vorüberziehen und Sie werden zu kurz kommen. Es gibt keine Ausreden – sofern Sie nicht krank sind oder eine Verletzung haben, wegen der Ihr Arzt Ihnen von jeder Aktivität abrät. Planen Sie insgesamt mindestens dreißig Minuten täglich für körperliche Betätigung ein.

So bleiben Sie am Ball

- Schauen Sie sich Ihren Terminkalender an und machen Sie Zeitfenster ausfindig, in denen Sie aktiv sein können. Ihre Prädiabeteskontrolle ist davon abhängig.
- Erledigen Sie mehrere Aufgaben parallel und planen Sie mit Familie und Freunden Dinge, die sich um körperliche Betätigung drehen. Verbringen Sie gemeinsam Zeit miteinander und bleiben Sie fit. Gehen Sie spazieren oder fahren Sie möglichst mit dem Rad zur Arbeit oder zum Einkaufen.
- Melden Sie sich zu einem Trainingskurs in der Nähe Ihres Büros oder Ihrer Wohnung an. Geben Sie sich keine Zeit, um es sich wieder auszureden. Ziehen Sie Ihre Sportsachen an, schnüren Sie Ihre Laufschuhe und los geht's.
- Gehen Sie in der Mittagspause spazieren oder lassen Sie sich nach dem Mittagessen von Ihrer Familie auf Ihrem Gang begleiten.
- Erstellen Sie eine Liste aller Möglichkeiten, wie Sie aktiv sein können und nutzen Sie dabei die Tipps aus Kapitel 5. Integrieren Sie sie in Ihren Alltag und setzen Sie sie auf Ihren Plan. Denken Sie daran, dass sich selbst einige Runden von nur fünf oder zehn Minuten Aktivität am Tag summieren.

90. Abwechslung statt Langeweile

Abwechslung ist die Würze des Lebens, und das kann auch auf Ihre Lebenswandelziele zutreffen. Einige Programmaspekte helfen Ihnen wunderbar, Ihren Zielen treu zu bleiben, aber Sie sollten ein paar Veränderungen einplanen, die mit Ihrer Prädiabetes-Pflegeroutine vereinbar sind, damit es spannend bleibt. Bereichern Sie Ihren Tag, indem Sie neue Dinge ausprobieren, die Spaß machen, aber dennoch zu Ihrem neuen Lebensstil passen. Wenn Sie Spaß daran haben und sie Ihrer Gesundheit förderlich sind, dann machen Sie sie zur Gewohnheit.

So bleiben Sie am Ball

- Für einen leckeren Speiseplan sollten Sie ein neues Restaurant mit gesunden Speisen oder jede Woche ein neues Rezept ausprobieren.
- Versuchen Sie es mit einem neuen Trainings- oder Tanzkurs oder testen Sie mit Ihrer neuesten Lieblingsmusik im Kopfhörer einen neuen Wanderweg, um der Monotonie Ihres Übungsplans zu entkommen.
- Planen Sie etwas völlig anderes und Lustiges für einen kinderfreien Abend oder mit Familie und Freunden, oder holen Sie sich das neueste Buch, das Sie so gern lesen möchten.

91. Tun Sie die Sorgen Ihrer Mitmenschen nicht als Nörgelei ab – sprechen Sie mit ihnen

Haben Sie im Umgang mit Ihrem Prädiabetes das Gefühl, als würden Ihre Angehörigen ständig an Ihnen herummäkeln? Halten Sie inne, gewinnen Sie Abstand und erkennen Sie, dass sie sich Sorgen um Sie machen und beunruhigt sind, während ihre Handlungen möglicherweise unangebracht sind. Nutzen Sie ihre positive Unterstützung. Wahrscheinlich möchten sie ernsthaft helfen, wissen aber nicht, wie sie es anstellen sollen. Versuchen Sie, die Nörgelei als aufrichtige Besorgnis neu zu definieren und denken Sie sich konkrete Möglichkeiten aus, wie sie Ihnen helfen können, Ihre Ziele zu erreichen.

So bleiben Sie am Ball

- Sprechen Sie respektvoll, gelassen und ruhig mit anderen über spezielle Möglichkeiten der Unterstützung. Sie sollten Dinge tun, mit denen Sie übereinstimmen und die bessere Blutzuckerwerte, ein geringeres Gewicht und eine bessere Gesundheit fördern. Vielleicht bedeutet Hilfe für Sie, dass sie Sie auf einem Spaziergang begleiten oder ein gesundes Mittagessen vorbereiten, während Sie die Arbeit für einen Abgabetermin beenden. Teilen Sie ihnen die wirksamste Art und Weise mit, wie sie Ihnen helfen können.
- Nehmen Sie sich einen Moment Zeit, um zu beurteilen, was Ihre Freunde oder Familienmitglieder sagen, bevor Sie reagieren. Manchmal weisen sie vielleicht auf Dinge hin, die Sie noch gar nicht bedacht haben, oder die Sie leugnen.
- Streben Sie Kompromisse an und arbeiten Sie zum Wohl Ihrer Gesundheit zusammen. Sie sollten auch die Situation der ande-

ren berücksichtigen. Vielleicht sind sie wegen Ihres Leidens gestresst und brauchen ihrerseits eine bessere Selbstpflege.

- Falls Sie mehr Beistand benötigen, sollten Sie sich einen Therapeuten oder Mediator suchen, um eine gemeinsame Basis zu finden.

92. Nutzen Sie Technik vernünftig, statt sich von ihr sabotieren zu lassen

Technik verschwindet nicht – sie ist allgegenwärtig. Doch in vernünftigem Ausmaß kann sie vorteilhaft sein, sofern Sie sie richtig anwenden. Sie kann Ihnen sogar dabei helfen, an Ihren Zielen zu arbeiten. Setzen Sie Technik klug und in kleinen Dosierungen ein. Setzen Sie sich Grenzen für die Bildschirmzeit, die Sie in Anspruch nehmen. Dadurch vermeiden Sie, sich im Gebrauch von Technik zu verheddern und stundenlang stillzusitzen.

So bleiben Sie am Ball

- Die Nutzung Ihres Smartphones ist wichtig für Notfälle, mit einem Freund in Kontakt zu treten, wenn es Ihnen schlecht geht, Musik zu hören, wenn Sie trainieren oder die neueste App herunterzuladen, die Ihre Schritte und Kalorien zählt.
- Ihr Computer, Smartphone oder Tablet ist die Pforte ins Internet, wo Sie sich über Ihr Leiden informieren, neue Rezepte finden, einer Online-Selbsthilfegruppe beitreten oder in der Bemühung, Ihren Prädiabetes in den Griff zu bekommen, Ihr Gesundheitstagebuch führen können.
- Hüten Sie sich allerdings vor zu viel Zeit mit Technik. Sie kann zu Untätigkeit führen, Ihren Schlaf stören oder Zeit rauben, die Sie an der frischen Luft genießen könnten. Mitunter verhindert sie amüsante Gespräche mit Ihrer Familie und Ihren Freunden. Sorgen Sie für Ausgeglichenheit.

93. Gehen Sie einen Schritt nach dem anderen

Sobald Sie die Diagnose gestellt bekommen haben, fühlen Sie wahrscheinlich die Last einer langen Liste mit Dingen, die Sie tun und verändern müssen. Anstatt besorgt und mit den Nerven am Ende zu sein, sollten Sie aufschreiben, was Sie erreichen wollen, Prioritäten setzen für wichtige Dinge, die zuerst getan werden müssen und diese dann in kleinere Schritte aufteilen. Machen Sie einen Schritt nach dem anderen, um das große Bild Ihrer Gesundheit nicht aus den Augen zu verlieren!

So bleiben Sie am Ball

- Setzen Sie sich kleine Ziele. Im Allgemeinen sollten Sie an nicht mehr als zwei oder drei konkreten Zielen auf einmal arbeiten. Diese Strategie verhindert, dass Sie überfordert werden und gestattet Ihnen, ein Ziel zu bewältigen, bevor Sie sich etwas anderem zuwenden.
- Behalten Sie den Überblick über Ihre Ziele und deren Resultate, um sich bewusst zu machen, was Sie erreicht haben und woran Sie noch arbeiten müssen. An diesem Punkt ist es praktisch, ein Tagebuch zu führen.
- Häufig kann der Kontakt zu einer medizinischen Fachkraft wie einem Therapeuten oder Ernährungsberater Ihrer Zielsetzung entgegenkommen, falls Sie das Gefühl haben, mehr Beistand zu brauchen. Sie können Sie bei der Formulierung von Zielen unterstützen, die Ihnen zum Erfolg bei der Kontrolle Ihres Prädiabetes verhelfen.

94. Führen Sie unbedingt ein Journal oder ein Tagebuch

Es kann äußerst hilfreich sein aufzuschreiben, was Sie gegessen haben, wie viel Sie trainiert haben und/oder was Ihre Ziele hinsichtlich Ihres Gewichts und Ihrer Blutzuckerprobleme sind. Ein Journal zu schreiben, kann therapeutisch, aufschlussreich und ein großartiges Hilfsmittel sein, das Ihnen und Ihrem medizinischen Team hilft, Ihren Prädiabetes-Behandlungsplan auszuwerten.

So bleiben Sie am Ball

- Machen Sie es sich so leicht und bequem wie möglich, um ein Tagebuch zu führen. Vielleicht bevorzugen Sie eine einfache App für ein Notebook, ein Smartphone oder ein Tablet oder Sie kaufen sich ein speziell vorformatiertes Gesundheitsjournal.
- Tragen Sie das Tagebuch so viel wie möglich bei sich, sodass Sie unterwegs schreiben können und keine Details vergessen. Je vollständiger es ist, umso nützlicher wird es als Hilfsmittel.
- Zeichnen Sie Ihre tägliche Routine auf – alles, was Essen, Training und Gefühle betrifft.
- Inspizieren Sie Ihr Tagebuch, um Fortschritte zu bewerten, Erfolge und Gebiete zu erkennen, die der Verbesserung bedürfen.
- Bringen Sie Ihr Tagebuch zu Ihren Arztterminen mit als knappe und umfassende Möglichkeit, um den Arzt über Ihren Fortschritt in Kenntnis zu setzen. So kann sie oder er entscheiden, ob irgendetwas in Ihrem Behandlungsplan angepasst werden muss.

95. Vertrauen Sie den medizinischen Ratschlägen Ihres medizinischen Teams

Manchmal kann es verlockend sein, es sich leicht zu machen, Ihren Prädiabetes zu verleugnen oder nach schnellen Lösungen zu suchen. Es gibt viele fragwürdige Diätpläne, Nahrungsergänzungsmittel und Behandlungspläne, die im Internet, in der Fernsehwerbung und in Bioläden herumschwirren. Sie sollten erkennen, dass viele von ihnen nicht getestet, nicht wissenschaftlich als wirksam bewiesen und womöglich sogar gefährlich sind. Studien haben immer wieder nachgewiesen, dass Veränderungen des Lebenswandels wie Ernährung, Gewichtsverlust, Stressbewältigung, genügend Schlaf sowie eine positive Einstellung und entsprechende Verhaltensweisen die besten Methoden sind, um den Prädiabetes in den Griff zu bekommen. Gäbe es ein fantastisches Allheilmittel, hätten wir inzwischen davon gehört. Um den Lebensstil zu verändern, braucht es Zeit und Anstrengungen, aber die zahlen sich aus und verbessern Ihre allgemeine Gesundheit und nicht nur Ihren Prädiabetes.

So bleiben Sie am Ball

- Hören Sie auf die Empfehlungen Ihres Arztes und stellen Sie ihm Fragen, wenn Sie unsicher sind oder sich bei irgendeiner Angelegenheit unwohl fühlen.
- Legen Sie jedes neue Nahrungsergänzungsmittel oder neue Behandlungsideen Ihrem medizinischen Team vor, sodass Sie sie gemeinsam auswerten können, um festzustellen, ob sie sicher und realisierbar sind.
- Folgen Sie den bewährten Veränderungen des Lebensstils für Ihren Prädiabetes und konsultieren Sie Ihr medizinisches Team, bevor Sie etwas Neues oder Ergänzendes ausprobieren.

96. Bereiten Sie sich auf Ihre Arzttermine vor und hören Sie zu

Machen Sie das Beste aus der Zeit mit Ihrem medizinischen Team, da sie begrenzt ist. Planen Sie im Voraus, um von Ihren regelmäßigen Arztvisiten zu profitieren und nutzen Sie die Zeit mit Ihrem medizinischen Team maximal aus.

So bleiben Sie am Ball

- Fügen Sie Ihrem Kalender Einträge hinzu, die Sie an Ihre Termine erinnern und kommen Sie pünktlich. Nehmen Sie sich genügend Zeit, um dorthin zu gelangen, sodass Sie sich nicht beeilen müssen oder außer Atem ankommen.
- Bringen Sie Ihr Gesundheitstagebuch und eine Liste mit Fragen oder Kommentaren mit, die Sie Ihrem praktischen Arzt vorlegen möchten.
- Bringen Sie Ihrer Ernährungsberaterin Menüs oder Lebensmitteletiketten sowie ein Ernährungstagebuch mit, damit sie Klarheit schaffen und Vorschläge machen kann.
- Wenn Sie Ihren Partner, ein Familienmitglied oder einen Freund zu den Terminen mitbringen, kann Ihnen das helfen, sich anschließend besser zu erinnern. Außerdem bleiben Ihre Angehörigen auf dem Laufenden, was Ihren Prädiabetes-Behandlungsplan betrifft und werden gemeinsam mit Ihnen beraten.
- Vergessen Sie nicht, Termine für die regelmäßige Nachsorge zu machen, um mit Ihrem Leiden und den Behandlungszielen auf dem neuesten Stand zu bleiben.

97. Lernen Sie aus Ihren Erfolgen und Fehlschlägen

Es ist wichtig, motiviert zu bleiben und sich an Ihren Plan zu halten. Machen Sie sich aber auch bewusst, dass Sie nicht perfekt sind. Wir machen alle Fehler. Unerwartete Herausforderungen stellen sich ein, und manchmal sind wir einfach ausgebrannt und müde im Umgang mit einem Leiden wie Prädiabetes. Seien Sie sich darüber im Klaren, dass Sie Fehler machen, aber achten Sie auf den positiven Aspekt: es sind Lektionen, aus denen Sie lernen.

So bleiben Sie am Ball

- Gestatten Sie sich selbst, frustriert oder enttäuscht zu sein, aber nicht so lange, dass es nicht vorangeht.
- Denken Sie darüber nach, was zu Ihrem Fehler führte, was Sie hätten anders machen können oder wie Sie in der Vergangenheit erfolgreich gewesen sind. Schwören Sie sich, es beim nächsten Mal zu versuchen.
- Machen Sie mit Tiefenatmung oder mit einer bevorzugten Aktivität eine Pause, versuchen Sie es mit einem Spaziergang oder einem Gespräch mit einem Freund, um eine mentale Pause einzulegen und auf bessere Zeiten zu hoffen.
- Schreiben Sie Ihre Rückschläge auf. Wenn Sie über das Problem schreiben und Ihre Reaktionen darauf mit Möglichkeiten vergleichen, wie Sie es auf gesündere Art und Weise hätten bewältigen können, kann dies eine gute Lernerfahrung und ein Bezug für Sie sein, worüber Sie später nachdenken können.

98. Setzen Sie sich konkrete statt unrealistische Ziele

Seien Sie auf die richtige Weise zielorientiert, wenn es um Ihre Gesundheit und um die Kontrolle Ihres Prädiabetes geht. Denken Sie daran, sich KLUGE Ziele zu setzen: konkret, überprüfbar, handlungsorientiert, realistisch und fristgerecht.

So bleiben Sie am Ball

- Seien Sie nicht zu pauschal. Ziele wie »Ich will bessere Blutzuckerwerte« oder »Ich möchte abnehmen« sind zu allgemein formuliert und nicht konkret genug. Sie haben keinen Zeitstempel. Sie müssen diese Ziele in kleinere Schritte einteilen und dann planen, wie Sie sie erreichen wollen.
- Machen Sie aus Ihren Zielen etwas, womit Sie leben können. Wenn Sie glauben »Ich werde diesen Nachtisch nie wieder essen« oder »Ich werde täglich eine oder zwei Stunden lang trainieren«, könnten diese Vorstellungen womöglich zu extrem, unerreichbar oder unrealistisch sein.
- Sorgen Sie dafür, dass Ihre Ziele auch überprüfbar sind, sodass Sie tatsächlich den Überblick behalten, ob Sie sie erreicht haben oder nicht, wie erfolgreich Sie sind, und wo es noch Möglichkeiten zur Verbesserung gibt. Wenn Sie beispielsweise sagen: »Ich will drei bis fünf Mal die Woche jeweils eine halbe Stunde trainieren« oder »Ich möchte zwei Portionen Gemüse täglich essen«, dann kommen diese Aussagen klugen Zielen schon näher.

99. Genießen Sie Ihren Urlaub – ohne Ihre Lebenswandelziele dabei zu vergessen

Ihrem Prädiabetes-Behandlungsplan gerecht zu werden, sollte ein lebenslanges Ziel sein und Sie sollten täglich daran arbeiten. Mit der richtigen Aufmerksamkeit und Planung können Sie während der Urlaubsreise trotzdem einen Tempowechsel vollziehen und noch im Rahmen dessen bleiben, was Sie mit ihren Veränderungen des Lebensstils zu erreichen versuchen. Wenn Sie auf Reisen sind, sollte Ihre Gesundheitsagenda Priorität haben, damit Sie das Beste aus Ihrem Urlaub herausholen und an Ihren Behandlungszielen festhalten.

So bleiben Sie am Ball

- Entwerfen Sie einen grundsätzlichen Terminplan für Ihre Tage, sodass Sie Ihre Aktivitäten und regelmäßiges gesundes Essen vorausplanen können. Seien Sie bei Restaurantbesuchen vernünftig, packen Sie gesunde Snacks ein und planen Sie, sich auf Ihrer Urlaubsreise so viel wie möglich zu bewegen.
- Genießen Sie Ihre Freizeit und die Gelegenheiten, Zeit mit Freunden und Familie zu verbringen, um die Beziehungen zu pflegen und wieder aufzutanken. Erinnern Sie sie jedoch an Ihre Ziele und Bedürfnisse während der Reise, sodass sie ihnen helfen, am Ball zu bleiben.

100. Nehmen Sie sich Zeit auszuruhen, Kraft zu sammeln – aber lassen Sie sich nicht gehen

Es ist gut, viel beschäftigt und gefordert zu sein, aber zu viel zu tun kann Sie überfordern und stressen oder einen Burnout verursachen. Sorgen Sie für ein gesundes Gleichgewicht in Ihrem Leben. Dazu gehört auch, sich Zeit für sich selbst zu nehmen, damit Sie Ihren Lebenswandel und Ihren Prädiabetes-Behandlungsplan im Griff haben.

So bleiben Sie am Ball

- Sorgen Sie für regelmäßige Pausen, um Snacks, Mahlzeiten und Flüssigkeiten zu sich zu nehmen und sich zu bewegen.
- Gehen Sie früh zu Bett, um genug Schlaf zu bekommen, und nehmen Sie sich Zeit zum Atmen.
- Wenn Sie wegen Ihres verrückten Terminplans hin und wieder Hilfe brauchen, nehmen Sie Kontakt zu anderen auf und bitten Sie sie konkret um Hilfe, um die Belastung ein wenig zu verringern.
- Überlasten Sie sich nicht oder laden Sie sich bei der Arbeit oder in Ihrem Privatleben nicht mehr auf, als Ihnen guttut. Das wird dem Stress Tür und Tor öffnen.
- Achten Sie darauf, sich in der Hetze und im Gewühl der Alltagsroutine nicht so zu verheddern, dass Sie keine Zeit mehr haben, das Leben, Ihre Hobbys, das Training und die Zeit mit Familie und Freunden zu genießen.

Anhang A

Einkaufsliste für gute Gesundheit

Stärken

- Weizenvollkorn- oder Mehrkornbrot
- Ballaststoffreiche Frühstücksflocken (auf Kleiebasis)
- Haferflocken
- Reiswaffeln
- Stärkehaltige Gemüse und Bohnen (Mais, Erbsen, Pintobohnen, Kichererbsen, Schwarze Bohnen)
- Weizenvollkorncracker

Obst (frisch, keine Dosenware oder Säfte)

- Bananen
- Melonen
- Äpfel
- Beeren
- Birnen
- Orangen
- Weintrauben
- Avocados

Gemüse (frisch oder tiefgefroren)

- Spinat/Kopfsalat
- Pilze
- Tomaten
- Zucchini
- Möhren
- Auberginen
- Sellerie

- Blumenkohl
- Broccoli
- Spargel
- Grüne Bohnen
- Basilikum, Koriander, Schnittlauch, Rosmarin

Milchprodukte

- Magermilch (fettarme Sojamilch oder ungesüßte Mandelmilch)
- Fettarmer Joghurt
- Griechischer Joghurt
- Hüttenkäse (2%)
- Scheibenkäse oder geriebener Käse (2%)
- Fettarmer Fadenkäse
- Fettarmer Streichkäse
- Fettfreier oder fettarmer Frischkäse
- Fettfreier, veganer Kaffeeweißer (mit Soja/Mandel; ungesüßt)

Fleisch, Geflügel, Fleischersatz

- Hühnerbrust
- mageres Putenhackfleisch
- Fisch (Heilbutt, Lachs, Thunfisch: frisch oder tiefgefroren)
- Thunfisch in Dosen (in Wasser eingelegt)
- Putenbrust
- Eier oder flüssiges Eiweiß
- Schnittfester oder extra-schnittfester Tofu
- Natürliches Erdnuss- oder Mandelmus
- Hummus

Tiefkühlkost

- Tiefgekühltes Gemüse
- Tiefgekühlte Hühnerbrust und Fischfilets (nicht paniert)

- Tiefgefrorene Edamame-Bohnen
- Proteinreiche Veggie-Burger, »Hamburger«-Art.
- Zuckerarmes Eis am Stiel

Würzmittel, Konserven, Snacks, Getränke

- Fettarme Buttercreme oder Margarine
- Dijonsenf
- Essig (Reis, Balsamico, Rotwein)
- Salsa
- Tomaten- und Marinarasauce
- Fettarme Mayonnaise
- Zuckerarme Marmelade
- Salzarme Hühner- oder Gemüsebrühe
- Antihaft-Kochspray
- Olivenöl
- Gewürze (Zimt, Vanilleextrakt, Kürbiskuchengewürz, Knoblauchpulver, Zwiebelpulver und andere getrocknete Gewürze ohne Salz)
- Nüsse
- Fettarmes Heißluft-Popcorn

Anhang B

Tipps für gesünderes Essen außer Haus

Erster Schritt: Den richtigen Ansatz kennen

Vorausplanung ist entscheidend für einen gesunden Restaurantbesuch. Diese wichtigen Punkte sollten Sie sich merken:

- Versuchen Sie, ein Restaurant auszusuchen, das nachweislich eine herzgesunde und fettarme Menüauswahl hat.
- Wenn Sie in ein neues Restaurant gehen, versuchen Sie, sich die Speisekarte im Voraus anzusehen oder rufen Sie dort an und fragen Sie nach der Essensauswahl sowie nach der Möglichkeit, Ihren Ernährungswünschen entgegenzukommen.
- Essen Sie einen fettarmen, ballaststoffreichen Snack (wie ein Stück Obst oder einen Joghurt, rohes Gemüse oder Popcorn), um ein allzu großes Hungergefühl zu vermeiden und die Verlockung zu verhindern vor Ort zu viel zu essen.
- Wenn Sie dort angekommen sind, lesen Sie die Speisekarte sorgfältig und hüten Sie sich vor Begriffen, die fett- und kalorienhaltiges Essen erkennen lassen. Suchen Sie stattdessen Essen mit weniger Kalorien, weniger Fett und mehr Ballaststoffen.
- Scheuen Sie sich nicht, Ihren Kellner nach Besonderheiten der Speisekarte zu fragen wie zum Beispiel:
  - Zubereitungsmethoden (d.h. gebacken, gedämpft statt gebraten, im Teig ausgebacken)
  - Verwendete Zutaten (Garnierungen, Saucen, Öl, Käse)

  - Alternatives Essen dabeihaben (dann wissen Sie, was Sie erwartet und erleben keine Überraschungen)
- Kontrolle der Portionen:
  - Bestellen Sie à la carte, ein paar Beilagen oder halbe Portionen als Hauptgerichte
  - Teilen Sie sich große Portionen mit Freunden oder bitten Sie darum, den Rest mit nach Hause nehmen zu dürfen.
  - Beginnen Sie zur Abrundung des Mahls mit einem kalorienarmen Getränk oder einem fettarmen Aperitif und beenden Sie es mit einem gesunden Dessert.
- Bewahren Sie sich eine positive Einstellung und glauben Sie daran, dass Sie das Wissen und die Kraft haben, eine angemessene und gesunde Auswahl zu treffen und die Portionen zu kontrollieren.

Zweiter Schritt: Beherrschen Sie die Speisekartensprache – Begriffe, die man kennen sollte

- Begriffe, die grünes Licht bedeuten (und wahrscheinlich auf einen geringen Fettanteil und/oder weniger Kalorien verweisen): gedämpft, gebacken, gegrillt, geröstet, pochiert, gartenfrisch, leicht gedünstet/pfannengerührt, gekocht, ohne Haut, gutbürgerlich/mager (auf manchen Speisekarten werden gesunde und fettarme Optionen angeboten).
- Begriffe, die rotes Licht bedeuten (und häufig auf einen hohen Fettanteil und/oder mehr Kalorien verweisen): gebuttert, gebraten, in Backteig ausgebacken, aufgeschäumt/sahnig, paniert, gratiniert, Käse-Sahne-Sauce, mit Käse, knusprig, in Blätterteig, mariniert, Sauce hollandaise, Sauce béarnaise, Hackfleisch, Pastete, frittiert, auf Parma-Art.

- Empfohlener Ersatz:
  - Bestehen Sie auf gesunde Zubereitung. Fragen Sie nach Huhn ohne Haut und gebacken statt gebraten.
  - Sehen Sie sich mit Garnierung und Saucen vor. Fragen Sie nach fettfreien und fettarmen Optionen wie Salsas, Zitronensaft, Balsamicoessig, einfache Tomatensauce, Teriyaki-Sauce, Sojasauce (salzarm, wenn möglich), Senf, Ketchup, zusätzliche Kräuter/Gewürze, Marmeladen oder Gelees und Rosinen (manche Restaurants bieten sogar fett-, kalorien- und salzärmere Varianten von Salatsaucen, Käsesorten und saurer Sahne an).

- Wenn Sie glauben, Sie müssten eine Zutat mit hohem Fett-, Kalorien- und Salzgehalt haben, bitten Sie darum, sie am Tisch serviert zu bekommen, damit Sie die Menge kontrollieren können. Versuchen Sie, die folgenden Zutaten sparsam zu verwenden: Butter, Sahnesaucen, vollfette Salatsaucen, saure Sahne, Guacamole, Käse, Bratensaucen, Öle, Schlagsahne, Salz und Sojasauce.

- Vermeiden Sie fettreiche Vorspeisen und Beilagen und ersetzen Sie sie durch gesündere Alternativen:
  - Beginnen Sie mit Wasser, Säften, Obst, Salaten, Suppen auf Brühebasis.
  - Fragen Sie nach gedämpftem Gemüse, Salaten, Nudeln,
  - Naturreis, gebackenen Kartoffeln, Vollkornbrötchen anstatt fettreicherer Beilagen wie Pommes frites oder Zwiebelringe.

- Geben Sie Ihren Nachtisch jemand anderem, wenn Sie nicht wirklich Appetit darauf haben, aber wenn Sie *unbedingt* zum Schluss einen Nachtisch haben möchten, dann …
  - Probieren Sie gesündere, kalorienärmere Süßigkeiten wie Obst oder Beeren mit Schlagsahne.

– Bringen Sie sich eine fettärmere Süßigkeit mit (zum Beispiel einen Kaugummi oder ein Lutschbonbon).
– Warten Sie noch eine Weile und essen Sie dann einen fettarmen Nachtisch zu Hause wie einen zuckerfreien Wackelpudding, einen fettarmen Frozen Joghurt oder ein Stück Obst.
– Wenn Sie *unbedingt* die Kalorienbombe essen müssen … *teilen* Sie sie sich mit jemandem oder halbieren Sie zumindest die Portion.

Dritter Schritt: Erobern Sie die Küchen der Welt mit der richtigen Auswahl

Italienisch

Vorspeisen/Beilagen:

- *Probieren Sie:* Minestrone, frischen Gemüsesalat, gegrilltes Gemüse (in leichtem Olivenöl), einfaches Brot (oder tunken Sie das Brot in Balsamicoessig oder in ein wenig Olivenöl)
- *Vermeiden Sie:* gebratene Kalamari, Vorspeisen auf Käsebasis, Brot mit Butter

Hauptgericht:

- *Probieren Sie:* Nudeln mit Tomatensauce oder Gemüse, gegrilltes Huhn, gegrillten Fisch, ein kleines Stück Pizza mit fettarmem Käse oder ohne Käse und reichlich Gemüsebelag, Salat auf Vorspeisenteller mit gegrilltem Huhn oder Fisch mit Balsamicoessig oder dem Dressing neben dem Gericht
- *Vermeiden Sie:* Kalbfleisch/Huhn/Auberginen auf Parma-Art, Calzone, Pizza mit großen Mengen Käse/Fleisch, Nudeln mit Sahnesaucen/Butter/Käse

Chinesisch/Japanisch/Thai

Vorspeisen/Beilagen:

- *Probieren Sie:* Sashimi, grünen Salat, Misosuppe oder Suppen auf Brühebasis mit Huhn/Fisch/Tofu/Gemüse, gedämpftes Huhn oder Gemüse in Teigtaschen, Basilikumrollen, Naturreis, gedämpftes Gemüse, salzarme Sojasauce oder Braune Sauce neben dem Gericht
- *Vermeiden Sie:* Frühlingsrollen, gebratene Wan Tans, gebratenen Shrimp (Tempura), Rindfleisch oder Schweinerippchen, Erdnusssauce oder Kokosmilch

Hauptgerichte

- *Probieren Sie:* Huhn, Fisch und Tofu (gedämpft oder gegrillt) oder mageres Schweinefleisch mit Gemüse und Sojasauce, Brauner Sauce oder Teriyakisauce neben dem Gericht, Naturreis, Sobanudeln mit verschiedenem Gemüse
- *Vermeiden Sie:* gebratenes/in Backteig ausgebackenes Rindfleisch, Huhn, Tofu oder Meeresfrüchte (Tempura), gebratenem Reis, Chow-Mein-Nudeln in fettem Öl, Gerichte mit fetter Kokosmilch, Ente, fettes Schweinefleisch oder Vorspeisen mit rotem Fleisch

Mexikanisch/Spanisch

Vorspeisen/Beilagen:

- *Probieren Sie:* Gazpacho/Schwarze Bohnen/Tortillasuppe, gebackene Tortillachips, Tortillas aus Vollkornmehl oder Mais, Gemüsesalate, gegrilltes Gemüse (leichtes Öl), Salsa, Schwarze Bohnen oder Pintobohnen (ganze Kerne, ohne Speck), Putenchili oder vegetarisches Chili
- *Vermeiden Sie:* gebratene Tortillachips, Guacamole, Nachos, Ta-

quitos, Salate mit Tostada/Tacos, Bohnenmus mit Speck/Käse, gebratene Kochbananen, Menudo-Eintopf, Chili mit Fleisch

Hauptgerichte:

- *Probieren Sie:* Huhn, Fisch, Shrimps (gegrillt) oder Gemüse-Fajitas oder weiche Tacos (lassen Sie Käse, Guacamole und saure Sahne weg), Salsa oder Chilisauce, fettarme saure Sahne, Vorspeisenteller mit Huhn, Fisch, Schwarzen Bohnen (Dressing neben dem Gericht)
- *Vermeiden Sie:* Enchiladas oder Burritos mit Schweinefleisch, Rindfleisch oder Käse, gebratene oder harte Tacos, Tostadas, Taquitos, Chimichangas, Chorizo (Wurst aus Schweinefleisch), Guacamole, Käse, saure Sahne (zusätzliche Portionen)

Indisch

Vorspeisen/Beilagen:

- *Probieren Sie:* Suppen auf Brühebasis (Linsen, Gemüse), gesäuerte oder ungesäuerte Brote (Vollkorn, falls möglich) wie Naan (Fladenbrot) Kulcha oder Chapati, gewürzte Gemüse oder Salate, Linsen oder Kartoffeln, in Tomatensauce oder Brühe gekocht, fettarmer Joghurt, Chutney, Linsen-Dal-Sauce
- *Vermeiden Sie:* Kokossuppe, in der Pfanne gebackene Brote (Paratha, Puri), Saucen auf Kokosnuss- und Erdnussbasis, gebratene Reis-, Kartoffel- und Gemüsegerichte, gebratene oder käsehaltige Vorspeisen

Hauptgerichte:

- *Probieren Sie:* mit Tanduri Masala geröstetes oder gebackenes Huhn oder Meeresfrüchte, Linsen- oder Kichererbsengerichte mit Gemüse in gewürzter Brühe oder in Tomaten

- *Vermeiden Sie:* alle Gerichte, die gebraten sind oder mit Sahne-Curry-Saucen oder Saucen auf Käsebasis serviert werden

Mediterran

Vorspeisen/Beilagen/Hauptgerichte:

- *Probieren Sie:* Gemüsesalate, gegrilltes Gemüse (leicht/ohne Öl), kleine Portionen Hummus, Baba Ghanoush, Vollkornweizenpita, Taboulé, Weinblätter mit Gemüse- oder Reisfüllung, Linsen- oder Gemüsesuppe auf Brühebasis, Kalamata-Oliven, Huhn/Meeresfrüchte/Gemüsekebabs/Gyros
- *Vermeiden Sie:* Weinblätter mit Käse/Lamm, gebratene Falafel, Pasteten mit Käse oder Fleisch, Moussaka (Auberginen mit Käse), Rindfleisch/Lamm-Kebab/Gyros

Amerikanisch/Imbiss

Vorspeisen/Beilagen:

- *Probieren Sie:* Gemüsesalate, gedämpfte Gemüse, Suppen auf Brühebasis (Gemüse, Huhn, Bohnen), fettarmer Hüttenkäse, Obstsalat, gebackene Kartoffel, Vollkornbrot oder -brötchen, Shrimpcocktail, vegetarisches Chili
- *Vermeiden Sie:* Sahne- und Käsesuppen, gebratene Vorspeisen (Hähnchenflügel/-streifen, Zwiebelringe, Pommes frites), Gemüse in Sahne oder Butter, Krautsalat, Kartoffelsalat

Hauptgerichte:

- *Probieren Sie:* Salate mit Bohnen als Vorspeiseportionen, einfacher Thunfisch, Eiweiß, Huhn oder Fisch (gegrillt, fettarmes Dressing, Balsamico- oder Rotweinessig oder Dressing neben dem Gericht), gegrilltes Gemüse, Puten- oder Hühnersandwiches auf Vollkornbrot, Puten- oder Veggieburger auf Vollkornweizenbrötchen, Huhn/Pute/Meeresfrüchte, gegrillt oder gebacken, mit Gemüse und Naturreis

- *Vermeiden Sie:* Chefsalat oder Caesar Salad, Rindfleisch- oder Pastramisandwich, Hühner-, Thunfisch- oder Eiersalat mit Mayonnaise

Frühstücksgerichte

Vorspeisen/Beilagen/Hauptgerichte:

- *Probieren Sie:* frisches Obst, fettfreier oder fettarmer Hüttenkäse oder Joghurt, Vollkorntoast, Milchbrötchen aus Weizen oder ein halber Bagel mit Marmelade oder fettarmem Frischkäse, Tomatenscheiben, Putenspeck oder Kanadischer Speck/Putenwurst, Eiweißomeletts mit Gemüse, nicht erhitzte Frühstücksflocken aus Kleie oder Haferflocken mit Magermilch und gehackten Nüssen.
- *Vermeiden Sie:* Vollmilchjoghurt, Vollmilchhüttenkäse, normale Muffins, Pasteten, Doughnuts, weiße Bagels/Milchbrötchen mit Butter/normalem Frischkäse, Kartoffelpuffer/Bratkartoffeln, Knuspermüsli, Wurst aus Rind- oder Schweinefleisch, Gebäck, Bratensauce, Waffeln, Pfannkuchen, Gerichte mit ganzen Eiern

Anhang C

Informationsquellen für Prädiabetes und Diabetes im Internet

Allgemeine Information

Deutsche Diabetes Hilfe

allgemeine Informationen auf dem neuesten Stand der Forschung, inklusive eines Diabetes-Lexikons
https://www.diabetesde.org/

Deutsches Zentrum für Diabetesforschung

Studienprotokoll zur Lebensstilintervention bei Prädiabetes
https://www.dzd-ev.de/fileadmin/DZD/PDF/Papers/Forschung_KlinStud_Ethik_Studienprotokoll_PLIS_1.4.pdf

Diabetes Ratgeber

Eine gut verständliche Website über Diabetes, Prädiabetes, gesundes Leben und Therapien
https://www.diabetes-ratgeber.net/

DocCheck Flexikon

Ein medizinisches Lexikon mit Beiträgen von Fachärzten. Eintrag über Prädiabetes mit hilfreichen Querverweisen und Weblinks.
https://flexikon.doccheck.com/de/Prädiabetes

NetDoktor

Informationen und Videos zu Diabetes-Tests, die man selbst durchführen kann.
https://www.netdoktor.de/krankheiten/diabetes-mellitus/diabetes-test/

Ernährung, Diät

Deutsche Gesellschaft für Ernährung e.V.

Informationen über Kohlenhydratzufuhr bei Prädiabetes-Patienten
https://www.dge.de/ernaehrungspraxis/diaetetik/diabetes-mellitus/praediabetes-zeitpunkt-kh-zufuhr/

Bundeszentrum für Ernährung

Ernährungsberater informieren über Ernährungsumstellung und Lebensstiländerung bei Typ-2-Diabetes. Adipositas-Schulung. Vordruck für ein Ernährungstagebuch.
https://www.bzfe.de/inhalt/ernaehrungstherapie-bei-diabetes-mellitus-typ-2-33484.html

allgemeinarzt-online.de

Wie viel bringt die intensive Lebensstiländerung wirklich?
https://www.allgemeinarzt-online.de/atemwege/a/wie-viel-bringt-die-intensive-lebensstilaenderung-wirklich-1588795

Bessergesundleben

Prädiabetes: erlaubte und verbotene Nahrungsmittel.
https://bessergesundleben.de/praediabetes-erlaubte-und-verbotene-nahrungsmittel/

Deutsche Diabetes Hilfe
Rezepte für Diabetiker von Vorspeisen bis zu Desserts.
https://www.diabetesde.org/rezepte

Fitness und Training

Deutsche Zeitschrift für Sportmedizin
Artikel über die wissenschaftlichen Hintergründe der Bewegungstherapie bei Prädiabetes.
https://www.zeitschrift-sportmedizin.de/diabetes-typ-1-und-2-zucker-suess-und-sportlich-aktiv/

Diabetesinformationsdienst München
Bewegung und Sport als gezielte Therapiemaßnahme
https://www.diabetesinformationsdienst-muenchen.de/therapie/bewegung-und-sport/index.html

aponet
Die Darmflora des Patienten beeinflusst, ob Sport bei Prädiabetes hilft
https://www.aponet.de/aktuelles/ihr-apotheker-informiert/20191203-laesst-sich-praediabetes-rueckgaengig-machen.html

Diabetes-Programm Deutschland
Umfangreicher Leitfaden für Sportvereine und Trainer
https://www.diabetes-programm-deutschland.de/tl_files/dpk/pdf/Konzept%20und%20Leitfaden%20Diabetes%20Programm%20Deutschland%202016_11%2012%202015.pdf

Sportärztezeitung.de

Diabetes und Sportmedizin. Sport als Bestandteil von Ptävention, Therapie und Rehabilitation.
https://www.sportaerztezeitung.de/sportkardiologie-abo/articles/diabetes-und-sportmedizin

Kinder und Jugendliche

Diabetesinformationsdienst München

Themenschwerpunkt Kinder und Jugendliche mit Typ-1-Diabetes
https://www.diabetesinformationsdienst-muenchen.de/aktuelles/schwerpunktthemen-alt/kinder-und-jugendliche-mit-typ-1-diabetes/index.html

Pharmazeutische Zeitung

Adipositas. Wie Kinder und Jugendliche abnehmen lernen
https://www.pharmazeutische-zeitung.de/ausgabe-202008/adipositas-wie-kinder-und-jugendliche-abnehmen-lernen/

Deutsche Adipositas Gesellschaft

Leitlinie zur Diagnostik, Therapie und Prävention von Übergewicht und Adipositas im Kindes- und Jugendalter
https://www.adipositas-gesellschaft.de/fileadmin/PDF/Leitlinien/AGA_S2_Leitlinie.pdf

Interessenvertretungen

Deutsche Diabetes Gesellschaft

Umfassende Informationen, Arbeitsgemeinschaften, eigene Forschung, zertifizierte Ärzte und Kliniken, Newsletter
https://www.deutsche-diabetes-gesellschaft.de/home.html

Deutscher Diabetiker Bund e. V.

Der DDB ist die größte Patientenorganisation für Menschen, die von Diabetes betroffen sind, und ein kompetenter Ansprechpartner in Sachen Diabetes
https://www.diabetikerbund.de/

Deutsche Diabetes Stiftung

Eine wohltätige Stiftung bürgerlichen Rechts mit dem Ziel der Krankheitsprävention auf dem Gebiet der Diabetologie
https://www.diabetesstiftung.de/

Bundesverband Klinischer Diabetes-Einrichtungen e. V.

Die Diabetes-Kliniken – die Interessenvertretung der stationären Diabetes-Therapie in Deutschland und der Ansprechpartner für die Verbände von Patienten mit Diabetes.
https://www.die-diabetes-kliniken.de/

Selbsthilfegruppen

Menschen mit Diabetes

Eine gemeinnützige Selbsthilfeorganisation, die die klassische Selbsthilfe mit zeitgemäßen Möglichkeiten der Kommunikation und des Informationsaustausches verbindet.
https://menschen-mit-diabetes.de/

dedoc – Diabetes Online Community

Hier treffen sich Menschen mit Diabetes
https://dedoc.de/

Diabetesinformationsdienst
Selbsthilfeorganisationen, Landes- und Regionalverbände
https://diabetesinformationsdienst.de/selbsthilfeorganisationen-und-verbaende/

Bund diabetischer Kinder und Jugendlicher e.V.
Der BdKJ ist Mitglied der Bundesarbeitsgemeinschaft Selbsthilfe von Menschen mit Behinderung und chronischer Erkrankung und ihren Angehörigen e.V. (BAG SELBSTHILFE).
https://www.mein-bdkj.de/newpage

Anhang D

Bibliografie

Kapitel 1

Rhoades, R., and Pflanzer, R. (1992). *Human Physiology.* Fort Worth, TX: Saunders College Publishing.

Promeet, D. (2009, May 4). Islets of Langerhans. Abgerufen von www.britannica.com/science/islets-of-Langerhans/.

Blood Glucose Control Studies for Type 1 Diabetes: DCCT and EDIC. Abgerufen von www.niddk.nih.gov/about-niddk/research-areas/diabetes/blood-glucose-control-studies-type-1-diabetes-dcct-edic.

Hyperosmolar Hyperglycemic Nonketotic Syndrome (HHNS). (2013, August 21). Abgerufen von www.diabetes.org/living-with-diabetes/complications/hyperosmolar-hyperglycemic.html.

Assessing Your Weight and Health Risk. Abgerufen von www.nhlbi.nih.gov/health/educational/lose_wt/risk.htm.

DKA (Ketoacidosis) & Ketones. (2013, August 21). Abgerufen von www.diabetes.org/living-withdiabetes/complications/ketoacidosis-dka.html.

Gebel, E. (2012, February). Prediabetes and You. *Diabetes Forecast.* Abgerufen von www.diabetesforecast.org/2012/feb/prediabetes-andyou.html#.

Kapitel 2

Statistics About Diabetes. (2018, March 22). Abgerufen von www.diabetes.org/diabetes-basics/statistics/. Diabetes Statistics. (2017, September). Abgerufen von www.niddk.nih.gov/health-information/health-statistics/diabetes-statistics.

Diabetes Statistics. (2017, September). Abgerufen von www.niddk.nih.gov/health-information/health-statistics/diabetes-statistics.

Standards of Medical Care in Diabetes—2018. Abridged for Primary Care Providers. American Diabetes Association. *Diabetes Care* 41(Suppl.1): S1–S159. Abgerufen von http://clinical.diabetesjournals.org/content/diaclin/early/2017/12/07/cd17-0119.full.pdf.

Cardiovascular Disease and Diabetes. (2015, August 30). Abgerufen von www.heart.org/en/health-topics/diabetes/why-diabetes-matters/cardiovascular-disease--diabetes.

Zhilei, S. et al. (2015). Sleep Duration and Risk of Type 2 Diabetes: A Meta-analysis of Prospective Studies. *Diabetes Care* 38(3), 529–537. Abgerufen von http://care.diabetesjournals.org/content/38/3/529.

Dinsmoor, R. (2017, September 11). Metformin. Abgerufen von www.diabetesselfmanagement.com/diabetes-resources/definitions/metformin/.

The Diabetes Prevention Program. (2002, December). *Diabetes Care* 25(12): 2,165–2,171. Abgerufen von http://care.diabetesjournals.org/content/25/12/2165.

Kapitel 3

Blanco, C. (2014, May 8). The principal sources of William James' idea of habit. *Frontiers in Human Neuroscience* (274). Abgerufen von www.ncbi.nlm.nih.gov/pmc/articles/PMC4077119/.

Duhigg, C. (2012). *The Power of Habit: Why We Do What We Do in Life and Business.* New York: Random House Trade Paperbacks.

James, W. (1914). *Habit* [electronic version]. Abgerufen von https://archive.org/details/habitjam00jameuoft.

Neal, D. et al. (2006). Habits—A Repeat Performance. *Current Directions in Psychological Science* 15(4), 198–202. Abgerufen von https://dornsife.usc.edu/assets/sites/208/docs/Neal.Wood.Quinn.2006.pdf.

Jager, W. (2003). Breaking 'bad habits': a dynamical perspective on habit formation and change [electronic version]. Abgerufen von www.rug.nl/staff/w.jager/jager_habits_chapter_2003.pdf.

Gardner, B. (2015). A review and analysis of the use of 'habit' in understanding, predicting and influencing health-related behaviour. *Health Psychology Review* 9(3), 277–295. Abgerufen von www.ncbi.nlm.nih.gov/pmc/articles/PMC4566897/.

Verhoeven, A. et al. (2014). Identifying the 'if' for 'if-then' plans: combining implementation intentions with cue-monitoring targeting unhealthy snacking behaviour. *Psychology & Health* 29(12), 1,476–1,492. Abgerufen von www.ncbi.nlm.nih.gov/pubmed/25099386.

Lanciego, J. et al. (2012). Functional Neuroanatomy of the Basal Ganglia. *Cold Spring Harbor Perspectives in Medicine* 2(12). Abgerufen von www.ncbi.nlm.nih.gov/pmc/articles/PMC3543080/#!po=43.3884.

Seger, C. et al. (2011). A Critical Review of Habit Learning and the Basal Ganglia. *Frontiers in Systems Neuroscience* 5(66). Abgerufen von www.ncbi.nlm.nih.gov/pmc/articles/PMC3163829/.

Wood, W. et al. (2016). Psychology of Habit. *Annual Review of Psychology* (67), 289−314. Abgerufen von www.annualreviews.org/doi/10.1146/annurev-psych-122414-033417.

Gardner, B. et al. (2012). Making health habitual: the psychology of 'habit-formation' and general practice. *British Journal of General Practice* 62(605), 664–666. Abgerufen von www.ncbi.nlm.nih.gov/pmc/articles/PMC3505409/.

Schwabe, L. et al. (2009). Stress Prompts Habit Behavior in Humans. *Journal of Neuroscience* 29(22), 7,191–7,198. Abgerufen von www.jneurosci.org/content/29/22/7191.full.

Cleo, G. et al. (2018). Participant experiences of two successful habit-based weight-loss interventions in Australia: a qualitative study. *British Medical Journal Open* 8(5). Abgerufen von www.ncbi.nlm.nih.gov/pmc/articles/PMC5988089/.

Graybiel, A. (1998). The Basal Ganglia and Chunking of Action Repertoires. *Neurobiology of Learning and Memory* 70(1–2), 119–136. Abgerufen von www-edlab.cs.umass.edu/cs691jj/NBLMGraybiel.pdf.

Cleo, G. et al. (2018). Habit-based interventions for weight loss maintenance in adults with overweight and obesity: a randomized controlled trial. *International Journal of Obesity*, April 23. Abgerufen von www.ncbi.nlm.nih.gov/pubmed/29686382.

Changing Your Habits for Better Health. (2017, May). Abgerufen von www.niddk.nih.gov/health-information/diet-nutrition/changing-habits-better-health.

Butterworth, S. et al. (2006). Effect of motivational interviewing-based health coaching on employees' physical and mental status. *Journal of Occupational Health Psychology* 11(4), 358–365. Abgerufen von www.researchgate.net/profile/Michael_Leo/publication/6737390_Effect_of_motivational_interviewing-based_health_coaching_on_employees'_physical_and_mental_status/links/0fcfd50a27e2d2f505000000.pdf.

Pirzadeh, A. et al. (2015). Applying Transtheoretical Model to Promote Physical Activities Among Women. *Iranian Journal of Psychiatry and Behavioral Sciences* 9(4), e1580. Abgerufen von www.ncbi.nlm.nih.gov/pmc/articles/PMC4733300/.

Kapitel 4

Standards of Medical Care in Diabetes—2018. Abgekürzt für Primary Care Providers. American Diabetes Association. *Diabetes Care* 41(Suppl.1): S1–S159. Abgerufen von http://clinical.diabetesjournals.org/content/diaclin/early/2017/12/07/cd17-0119.full.pdf.

Fats. (2015, August 13). Abgerufen von www.diabetes.org/food-and-fitness/food/whatcan-i-eat/making-healthy-food-choices/fats-anddiabetes.html.

Changes to the Nutrition Facts Label. (2018, June 28). Abgerufen von www.fda.gov/Food/GuidanceRegulation/

GuidanceDocumentsRegulatoryInformation/LabelingNutrition/ucm385663.htm.

Kapitel 5

Batchelor, M. (2016). Health consequences of inactivity and approaches to overcome sedentary behaviors. *On the Cutting Edge* 36(6), 4–7.

Standards of Medical Care in Diabetes—2018. Abgekürzt für Primary Care Providers. American Diabetes Association. *Diabetes Care* 41(Suppl.1): S1–S159. Abgerufen von http://clinical.diabetesjournals.org/content/diaclin/early/2017/12/07/cd17-0119.full.pdf.

Colberg, S. (2016). Supporting early adoption of exercise in adults with type 2 diabetes: what the nutrition professional needs to know. *On the Cutting Edge* (36)6, 15–21.

Isaak, S. et al. (2016). Fitness tools and technology: making a difference for our patients with diabetes. *On the Cutting Edge* 36(6), 34–36.

Hayes, C. (2001). *The I Hate to Exercise Book for People with Diabetes*. Alexandria, VA: Self-pub, American Diabetes Association.

Forberg, C. (2015). *A Small Guide to Losing Big*. Napa, CA: Flavor First LLC.

Padayachee, C. et al. (2015, July 25). Exercise guidelines for gestational diabetes mellitus. *World Journal of Diabetes* 6(8), 1,033–1,044. Abgerufen von www.ncbi.nlm.nih.gov/pmc/articles/PMC4515443/.

Kapitel 6

Adult Obesity Facts. (2018, August 13). Abgerufen von www.cdc.gov/obesity/data/adult.html.

Standards of Medical Care in Diabetes—2018. Abridged for Primary Care Providers. American Diabetes Association. (2018). *Diabetes Care* 41(Suppl.1): S1–S159. Abgerufen von http://clinical.diabetesjournals.org/content/diaclin/early/2017/12/07/cd17-0119.full.pdf.

Pietrzykowska, N. (2018). Benefits of 5–10 Percent Weight-Loss. Abgerufen von www.obesityaction.org/educational-resources/resource-articles-2/general-articles/benefits-of-5-10-percent-weight-loss.

Adachi, Y. (2005). Behavior Therapy for Obesity. JMAJ 48(11), 539–544. Abgerufen von www.med.or.jp/english/pdf/2005_11/539_544.pdf.

Forberg, C. (2015). *A Small Guide to Losing Big.* Napa, CA: Flavor First LLC.

van Strien, T. (2018, April 25). Causes of Emotional Eating and Matched Treatment of Obesity. *Current Diabetes Reports* 18(6), 35. Abgerufen von www.ncbi.nlm.nih.gov/pmc/articles/PMC5918520/.

Weight loss: Gain control of emotional eating. (2015, October 3). Abgerufen von www.mayoclinic.org/healthy-lifestyle/weight-loss/in-depth/weight-loss/art-20047342.

Parretti, H. et al. (2015, September). Efficacy of water preloading before main meals as a strategy for weight loss in primary care patients with obesity: RCT. *Obesity* 23(9), 1,785–1,791. Abgerufen von https://onlinelibrary.wiley.com/doi/abs/10.1002/oby.21167.

Jakubowicz, D. et al. (2013). High caloric intake at breakfast vs. dinner differentially influences weight loss of overweight and obese women. *Obesity* 21(12) 2504–2512. Abgerufen von www.ncbi.nlm.nih.gov/pubmed/23512957.

Panchal, SK et al. (2018). Capsaicin in Metabolic Syndrome. *Nutrients* 10(5), E630. Abgerufen von www.ncbi.nlm.nih.gov/pubmed/29772784.

Kapitel 7

Stress. (2018). Abgerufen von www.mentalhealthamerica.net/conditions/stress.

Stress. (2013, June 7). Abgerufen von www.diabetes.org/living-with-diabetes/complications/mental-health/stress.html.

Listening to the warning signs of stress. (2018). Abgerufen von www.apa.org/helpcenter/stress-signs.aspx.

Chen, S. et al. (2016). Association of depression with pre-diabetes, undiagnosed diabetes, and previously diagnosed diabetes: a meta-analysis. *Endocrine* 53(1), 35–46. Abgerufen von www.ncbi.nlm.nih.gov/pubmed/26832340.

Ghorbani, A. et al. (2015). Association of Sleep Quality and Waking Time with Prediabetes: The Qazvin Metabolic Diseases Study, Iran. *Sleep Disorders* (480742). Abgerufen von www.ncbi.nlm.nih.gov/pubmed/26351585.

Hung, H. et al. (2013). The Association between Self-Reported Sleep Quality and Metabolic Syndrome. *PLOS One*. Abgerufen von http://journals.plos.org/plosone/article?id=10.1371/journal.pone.0054304.

Sleep Deprivation and Deficiency—Why Is Sleep Important? Abgerufen von www.nhlbi.nih.gov/node/4605.

Hirshkowitz, M. et al. (2015). National Sleep Foundation's sleep time duration recommendations: methodology and results summary. *Sleep Health* 1(1), 40–43. Abgerufen von www.sleephealthjournal.org/article/S2352-7218%2815%2900015-7/fulltext.

What is Good Quality Sleep? (2017, January 23). Abgerufen von https://sleepfoundation.org/press-release/what-good-quality-sleep.

1 in 3 adults don't get enough sleep. (2016, February 18). Abgerufen von www.cdc.gov/media/releases/2016/p0215-enough-sleep.html.

Roth, T. (2007). Insomnia: Definition, Prevalence, Etiology, and Consequences. *Journal of Clinical Sleep Medicine* 3(5 Suppl), S7–S10. Abgerufen von www.ncbi.nlm.nih.gov/pmc/articles/PMC1978319/.

Lee, A. et al. (2018). Diabetes Distress and Glycemic Control: The Buffering Effect of Autonomy Support From Important Family Members and Friends. *Diabetes Care* 41(6), 1,157–1,163. Abgerufen von http://care.diabetesjournals.org/content/41/6/1157.

Wang, X. et al. (2014). Social support moderates stress effects on depression. *International Journal of Mental Health Systems* 8(41). Abgerufen von https://ijmhs.biomedcentral.com/articles/10.1186/1752-4458-8-41.

Rad, G.S. et al. (2013). Importance of social support in diabetes care. *Journal of Education and Health Promotion* 2(62). Abgerufen von www.ncbi.nlm.nih.gov/pmc/articles/PMC3908488/.

Akour, A. et al. (2018). Association of Oxytocin with Glucose Intolerance and Inflammation Biomarkers in Metabolic Syndrome Patients with and without Prediabetes. *Review of Diabetic Studies*. Winter 14(4), 364–371. Abgerufen von www.ncbi.nlm.nih.gov/pubmed/29590229.

Schumann, K. et al. (2011). Evidence-Based Behavioral Treatments for Diabetes: Problem-Solving Therapy. *Diabetes Spectrum* 24(2), 64–69. Abgerufen von http://spectrum.diabetesjournals.org/content/24/2/64.

AADE7 Self-Care Behaviors™. (2018). Abgerufen von www.diabeteseducator.org/living-with-diabetes/aade7-self-care-behaviors.

Problem Solving. (2018). Abgerufen von www.diabeteseducator.org/living-with-diabetes/aade7-self-care-behaviors/problem-solving.

What is a CDE? (2018). Abgerufen von www.ncbde.org/certification_info/what-is-a-cde/.

Zhu, L. et al. (2012). Circadian Rhythm Sleep Disorders. *Neurologic Clinics* 30(4), 1,167–1,191. Abgerufen von www.ncbi.nlm.nih.gov/pmc/articles/PMC3523094/.

Horne J. et al. (1983). Exercise and sleep: bodyheating effects. *Sleep* 6(1), 36–46. Abgerufen von https://www.ncbi.nlm.nih.gov/pubmed/6844796.

Passos, G. et al. (2011). Effects of moderate aerobic exercise training on chronic primary insomnia. *Sleep Medicine* 12(10), 1,018–1,027. Abgerufen von www.ncbi.nlm.nih.gov/pubmed/22019457.

Healthy Sleep Tips (2018). Abgerufen von https://sleepfoundation.org/sleep-tools-tips/healthy-sleep-tips.

Shekhar, S. et al. (2018). Effect of 6 Months of Meditation on Blood Sugar, Glycosylated Hemoglobin, and Insulin Levels in Patients of Coronary Artery Disease. *International Journal of Yoga* 11(2), 122–128. Abgerufen von www.ncbi.nlm.nih.gov/pmc/articles/PMC5934947/.

Noureldein, M. et al. (2018, January). Homeostatic effect of laughter on diabetic cardiovascular complications: The myth turned to fact. *Diabetes Research and Clinical Practice* (135), 111–119. Abgerufen von www.ncbi.nlm.nih.gov/pubmed/29162513.

Yeung, J. et al. (2017). Volunteering and health benefits in general adults: cumulative effects and forms. *BMC Public Health* 18(8). Abgerufen von https://bmcpublichealth.biomedcentral.com/articles/10.1186/s12889-017-4561-8.

Anhang E

Umrechnungstabelle: US-Maßeinheiten in metrische Einheiten

VOLUMEN	
US-Volumen	**Metrische Entsprechung**
1/8 Teelöffel	0,5 Milliliter
¼ Teelöffel	1 Milliliter
½ Teelöffel	2 Milliliter
1 Teelöffel	5 Milliliter
½ Esslöffel	7 Milliliter
1 Esslöffel (3 Teelöffel)	15 Milliliter
2 Esslöffel (1 Flüssigunze)	30 Milliliter
¼ Tasse (4 Esslöffel)	60 Milliliter
1/3 Tasse	80 Milliliter
½ Tasse (4 Flüssigunzen)	125 Milliliter
2/3 Tasse	160 Milliliter
¾ Tasse (6 Flüssigunzen)	180 Milliliter
1 Tasse (16 Esslöffel)	240 Milliliter
1 Pint (2 Tassen)	500 Milliliter
1 Quart (4 Tassen)	1 Liter (ungefähr)

GEWICHT	
US-Gewicht	Metrische Entsprechung
½ Unze	15 Gramm
1 Unze	30 Gramm
2 Unzen	60 Gramm
3 Unzen	85 Gramm
¼ Pfund (4 Unzen)	115 Gramm
½ Pfund (8 Unzen)	225 Gramm
¾ Pfund (12 Unzen)	340 Gramm
1 Pfund (16 Unzen)	454 Gramm

OFENTEMPERATUR	
Grad Fahrenheit	**Grad Celsius**
200 Grad F	95 Grad C
250 Grad F	120 Grad C
275 Grad F	135 Grad C
300 Grad F	150 Grad C
325 Grad F	160 Grad C
350 Grad F	180 Grad C
375 Grad F	190 Grad C
400 Grad F	205 Grad C
425 Grad F	220 Grad C
450 Grad F	230 Grad C

BACKFORMENGRÖSSEN	
Amerikanische	**Metrische**
8 x 1½ Zoll runde Backform	20 x 4 cm Kuchenform
9 x 1½ Zoll runde Backform	23 x 3,5 cm Kuchenform
11 x 7 x 1½ Zoll Backform	18 x 18 x 4 cm Kuchenform
13 x 9 x 2 Zoll Backform	30 x 20 x 5 cm Kuchenblech
2 Quart rechteckiges Kuchenblech	30 x 25 x 5 cm Kuchenblech
15 x 10 x 2 Zoll Kuchenblech	38 x 25 x 5 cm Kuchenblech (Biskuitrollenform)
9 Zoll Tellerform	22 x 4 oder 23 x 4 Tellerform
7 oder 8 Zoll Springform	18 oder 20 cm Springform oder Quicheform mit losem Boden
9 x 5 x 3 Zoll Kastenform	23 x 13 x 7 cm oder 2 Pfund fassende schmale Kastenform
1½ Quart-Schmorpfanne	1,5 Liter-Schmorpfanne
2 Quart-Schmorpfanne	2 Liter-Schmorpfanne

Register